Barbara Günther-Hau

Und wenn es doch etwas Schlimmes ist?

Barbara Günther-Haug

Und wenn es doch etwas Schlimmes ist?

Wie Sie Ihre Angst vor Krankheiten und Ansteckung verstehen und überwinden

mvgverlag

Bibliografische Information der Deutschen Nationalbibliothek
Die Deutsche Nationalbibliothek verzeichnet diese Publikation in der Deutschen Nationalbibliografie. Detaillierte bibliografische Daten sind im Internet über http://dnb.d-nb.de abrufbar.

Für Fragen und Anregungen
info@m-vg.de

Wichtiger Hinweis
Ausschließlich zum Zweck der besseren Lesbarkeit wurde auf eine genderspezifische Schreibweise sowie eine Mehrfachbezeichnung verzichtet. Alle personenbezogenen Bezeichnungen sind somit geschlechtsneutral zu verstehen.

2. Auflage 2024

Türkenstraße 89
80799 München
Tel.: 089 651285-0

Redaktion: Caroline Draeger
Umschlaggestaltung: Sonja Vallant
Umschlagabbildung: shutterstock/Singleline
Satz: Christiane Schuster | www.kapazunder.de
Druck: CPI books GmbH, Leck
Printed in Germany

ISBN Print 978-3-7474-0284-9
ISBN E-Book (PDF) 978-3-96121-639-0
ISBN E-Book (EPUB, Mobi) 978-3-96121-640-6

Wir produzieren nachhaltig
www.m-vg.de

Weitere Informationen zum Verlag finden Sie unter
www.mvg-verlag.de
Beachten Sie auch unsere weiteren Verlage unter www.m-vg.de.

Inhalt

Einleitung

Und wenn es doch etwas Schlimmes ist?

Wenn ausgerechnet auf dem Weg zur Arbeit der Darm regelmäßig zu rumpeln beginnt, dann fragt man sich eines Tages, was da los ist: Solche Krämpfe können kein gutes Zeichen sein! Oder dieses Kloß-Gefühl im Hals, das uns beinah die Stimme abdrückt – steckt ein Tumor dahinter? Der Radiologe macht eine Aufnahme und findet – nichts. Aber, verflixt, was habe ich dann? Im Arm zieht es schmerzhaft – um Gottes Willen, Herzinfarkt? Nein, angeblich alles in Ordnung. Der Arzt schickt uns kalt lächelnd heim. Moment einmal: Wenn ich mich so mies fühle, muss doch etwas mit mir nicht stimmen? Könnte es eine heimtückische unbekannte Krankheit sein? Die Ärzte wissen auch nicht alles! Das haben wir in der Corona-Krise gemerkt.

Die Corona-Pandemie, der große Dämpfer

Bis vor Kurzem hätten wir es im Vertrauen auf die heutige Hightechmedizin nicht für möglich gehalten, dass eine Infektionskrankheit ganze Länder lahmlegen könnte. Doch das neuartige Virus Covid-19 aus der Gruppe der Coronaviren versetzte unserem Optimismus einen herben Schlag: Der Erreger verbreitete sich im Jahr

2020 unaufhaltsam und verursachte weltweit schwere Atemwegskrankheiten vor allem bei alten und geschwächten Menschen, sodass einschneidende Quarantänemaßnahmen notwendig wurden. Wenn man ständig mit Schreckensmeldungen über Infektions- und Todeszahlen bestürmt wird, macht man sich so seine Gedanken: Was, wenn es mich oder meine Lieben erwischt?

Unter Angst vor Krankheit und Ansteckung zu leiden, ist besonders in diesen Zeiten nur zu verständlich. Trotzdem möchte man ruhig schlafen können.

Nun fangen Ängste oft klein an: Wie der Samen einer Pusteblume weht uns etwas Unschönes in den Kopf – ein Bild aus den Nachrichten, ein Ausspruch der Freundin – und beginnt dort zu keimen. Das ist erst recht so, wenn man vorher schon seine Sorgen und Nöte hatte. Auf solchem Nährboden können Ängste leicht Wurzeln schlagen, sich ausbreiten und nach und nach so viel Raum einnehmen, dass sie die Lebensqualität ernsthaft beeinträchtigen.

Spätestens dann ist der Punkt erreicht, an dem wir uns wieder Luft verschaffen wollen und sollten. Oft weiß man gar nicht, ob sich die eigenen Befürchtungen noch im berechtigten Rahmen halten – oder ob sie schon zu weit gehen. Die folgende Ankreuz-Liste enthält zwölf Aussagen, wie man sie von Menschen mit überdurchschnittlich starken Krankheitsängsten hört.

Finden Sie sich hier irgendwo wieder?

Checkliste Krankheitsängste

1. Ich bin seit Beginn der Corona-Pandemie in ständiger Unruhe, habe Schlaf- und Appetitstörungen.

2. Wenn ich Anflüge von Erkältung bei mir oder anderen bemerke, erschrecke ich mich sehr. Auch unabhängig von Corona stelle ich manchmal alarmierende Anzeichen an mir fest wie Schwindel, Pulsrasen, Tinnitus und verfalle dann leicht in Unruhe.

3. Ich habe schon vor Corona ungern Kaufhäuser, Märkte oder Restaurants besucht aus Angst, mir könnte im Gewühl schlecht werden. Oder wenn ich doch hingehe, dann nur in Begleitung.

4. Ich bin oft besorgt, dass jemandem aus der Familie etwas zustoßen könnte.

5. Manchmal glaube ich, eins meiner Kinder wäre schwer erkrankt, zum Glück stimmt das dann nicht.

6. Ich befasse mich täglich mehrfach mit meinen Blutdruck- und Pulswerten oder taste Körperregionen ab.

7. Meine Familie beschwert sich, ich sei zu ängstlich und ich würde zu viel von Krankheiten reden.

8. Ich bin mir sicher, dass mit mir etwas Ernstes nicht stimmt, obwohl die Ärzte nichts feststellen können.

9. Ich achte beim Stadtbummel immer auf Arztpraxen, damit ich im Notfall Hilfe finden könnte.

10. Ich kaufe viele von den Arzneimitteln, die in der Werbung gezeigt werden.

11. Ich recherchiere eine Menge über Krankheiten im Internet.

12. Ich mag mich gar nicht mehr mit Leuten treffen, Zeitung lesen oder fernsehen, weil da permanent von Krankheiten die Rede ist, und das zieht mich runter.

Hier wird deutlich, dass die Angst vor Ansteckung und Krankheit viele Gesichter hat. Falls Sie sich in einzelnen der aufgeführten Aussagen wiedererkennen, möchte dieses Buch Ihnen eine Hilfe sein, Ihre Probleme zu verstehen und zu überwinden.

Zur besseren Anschaulichkeit beginnt jedes Kapitel mit einer kurzen Fallgeschichte:

Unsere Patienten sind zwar fiktiv (also von mir in Anlehnung an echte Krankengeschichten ausgedacht), aber alle auf ihre Art typisch.

Sie erzählen beispielhaft von ihren Schwierigkeiten, die wir anschließend gemeinsam in Angriff nehmen. Denn ich freue mich, wenn Sie mich auf diesem Weg begleiten.

Wir werden der Angst gleichsam hinter die Fassade schauen, ihre faulen Tricks entlarven und so ihre Macht brechen. Sie können Ihre Erfolgsaussichten vergrößern, indem Sie das Anti-Angsttraining nicht nur im Kopf machen, sondern wie unsere Beispielpatienten die gedanklichen Übungen in Schriftform ausarbeiten und die praktischen im Alltag erproben.

Nutzen Sie dabei stets Ihr persönliches Urteilsvermögen: Welcher therapeutische Ansatz spricht Sie am meisten an? Welcher passt am besten zu Ihrem Thema? Sie entscheiden – und bleiben damit ganz bei sich, Ihren konkreten Problemen.

Wählen Sie für Ihr Training eine ruhige Gangart. Ich möchte Ihnen helfen, die Angst zu drosseln und neues Vertrauen in Ihre eigene Kraft auszubilden.

Ein so tiefgreifender psychischer Prozess braucht Zeit. Vergessen Sie nicht, dass Sie sich – falls Ihre Ängste zu stark sein sollten – professionelle Hilfe bei Ärzten oder Psychotherapeuten holen können.

Allgemein gilt: Gehen Sie lieber in kleinen Schritten vorwärts, bleiben Sie dafür aber regelmäßig dabei.

Ich wünsche Ihnen gutes Gelingen und Spaß dazu.

Kapitel 1
Krankheitsangst: Sinnvolle Warnung oder unnütze Last?

»Ich kann an gar nichts mehr anderes denken.«

Herr A berichtet mir beim ersten Besuch von seiner tiefen Erschöpfung: »Trotzdem tue ich nachts kein Auge zu. Ich bin am Ende. Meine Hausärztin hat gemeint, ich solle mal Sie fragen, aber ich weiß nicht …« Er verstummt.

»Das heißt, Sie leiden unter Schlaflosigkeit? Was könnte denn da los sein? Fühlen Sie sich depressiv?«

»Ach, viel schlimmer. Irgendwas stimmt nicht mit mir, da bin ich sicher.«

Herr A wirkt angegriffen, doch seine mitgebrachten Untersuchungsbefunde sehen gut aus. Er nimmt etwas gegen seinen leichten Bluthochdruck, aber sonst keine Auffälligkeiten. Allerdings schlagen sich psychische Störungen, obwohl sie oft schweres Leiden verursachen, bekanntlich nicht in Laborwerten oder radiologischen Aufnahmen nieder. Sie betreffen mikroskopische Vorgänge des Gehirns, die sich mit unseren technischen Methoden bisher kaum nachweisen lassen. Nur am Krankheitsgefühl und den Einschränkungen der Betroffenen wird deutlich, dass wichtige Funktionen beeinträchtigt sind. Die Ursache dafür können zum Beispiel belastende Lebensumstände sein, die Druck auf die Seele ausüben.

Also frage ich den ratlosen Herrn A: »Haben Sie vielleicht Stress?«

»Wie meinen Sie?«

»Familiäre Schwierigkeiten oder Ähnliches?«

Herr A muss verneinen. Seine Ehe sei außerordentlich gut, Frau und Tochter liegen ihm sehr am Herzen. An Geld kein Mangel. Nur der angehende Schwiegersohn, der neuerdings mit im Haus wohnt, tauge wenig, aber bitte, er müsse ihn ja nicht heiraten.

»Ich verstehe. Und auf der Arbeit?«

Jetzt wird er fast ärgerlich: »Wie soll man mit so einem Kopf arbeiten?« Schließlich sei er von Schlaflosigkeit wie benebelt. »Mein Chef hat kein bisschen Verständnis, im Gegenteil. Erst neulich bei der Teamsitzung ...« Herr A erzählt erbittert, wie der Chef ihn vor der ganzen Mannschaft bloßgestellt habe. »Das war zu viel. Jetzt bin ich krankgeschrieben. Da hat man sein Leben lang geschuftet, und das ist der Dank!«

»Ja, es ist hart. Wobei die Probleme im Beruf möglicherweise schon ein Folgeschaden Ihrer Schlaflosigkeit sind. Ich frage mich, wie alles angefangen hat. Was beschäftigt Sie so sehr, was hält Sie wach?«

Herr A, dem bei der Erinnerung an seinen Chef die Tränen gekommen sind, wirft mir einen verzweifelten Blick zu. Und plötzlich platzt es aus ihm heraus: »Na, das Übliche eben. Weiß doch jeder, manchmal geht es schnell. Mein Vater war in meinem Alter schon tot. Herzinfarkt. Hat geraucht wie ein Schlot.«

»Sie selbst rauchen nicht?«

»Nein, um Gotteswillen.«

»Und Ihr Herz?«

»Angeblich ist da nichts, aber ich sage, es ist nur eine Frage der Zeit! Sie sehen ja, Bluthochdruck. Ganz tückisch, sogar morgens um zwei. Trotz der Tabletten.«

»Das heißt, Sie messen auch nachts? Wie oft?«

»Dreimal oder so, je nach Gefühl.«

»Dann wundert mich nicht mehr, dass Sie schlecht schlafen. Ihr Kummer mit dem Blutdruck lässt Sie nicht zur Ruhe kommen.«

»Das stimmt. Eigentlich kann ich an nichts anderes mehr denken.«

Jeder Mensch hat Angst vor Krankheiten – fragt sich nur, wie groß diese Angst ist. Herr A fürchtet, an einem Herzinfarkt zu sterben, weil sein Vater in ähnlichem Alter aus dem Leben gerissen wurde. Da ist es nur vernünftig, wenn er sich vom Arzt untersuchen, die Hochdruckneigung feststellen und medikamentös behandeln lässt. Außerdem lebt er gesund, hat eine liebevolle Familie – warum schlummert er trotzdem nicht friedlich?

Andere Hochdruckpatienten schlafen normal. Sie sagen sich zu Recht, dass eine Blutdruckattacke im nächtlichen Entspannungszustand deutlich unwahrscheinlicher ist als tagsüber im Alltagsstress. Herr A würde vermutlich einwenden, dass bekanntlich schon viele Leute im Schlaf gestorben seien. Garantien gebe es also keine.

Insofern ist es nur folgerichtig, wenn er klagt: »Dass ich wohlbehalten wieder aufwache, können auch Sie mir nicht versprechen.«

Leider nein, gestehe ich ihm ein. Trotzdem können wir, und das weiß auch Herr A, auf unseren Schlaf nicht verzichten. Unser Geist möchte nachts ruhen, denn tagsüber ist er unentwegt gefordert. Wir dürfen nicht ständig über mögliche Schrecken nachdenken, sonst kommen andere wichtige Belange zu kurz; vielleicht der Schlaf, vielleicht aber Aufgaben des täglichen Lebens. Schon der Urmensch musste trotz aller äußeren Gefahren aktiv bleiben und für Nahrung, Kleidung und ein Dach über dem Kopf sorgen, sonst hätte er nicht überlebt.

Sobald Ängste, und wären sie noch so berechtigt, uns nachhaltig einschüchtern und blockieren, werden sie zum Störfaktor.

Herr A ist nicht nur erschöpft, er konnte sich zudem nicht mehr konzentrieren und hatte vor lauter Todesangst die Lebensfreude verloren. Trotzdem ist er sicher, dass er sich richtig verhält, wenn er stets vorsichtig ist. Mehr noch: Menschen, die mit qualmenden Reifen ihren Leidenschaften nachjagen, üben auf ihn eine geradezu abschreckende Wirkung aus. Er persönlich ist bereit, seinen gesundheitlichen Belangen alles unterzuordnen. Nun hat sich seine eigene Strategie der Wachsamkeit zuletzt auch nicht mehr bewährt. Was ist das richtige Maß an Angst? Wir wollen nicht leichtsinnig sein, aber auch nicht von Ängsten tyrannisiert werden. Wie kommt es, dass Krankheitsvorstellungen im Kopf überhandnehmen können?

Von der Macht der Gedanken

Menschen geht viel durch den Kopf, und längst nicht alle Gedanken sind gleich gut. Gelegentlich können unsere Ideen sogar grundverkehrt sein, doch wenn man uns fragt, werden wir sie trotzdem mit Nachdruck und voller Elan vertreten. Falsche Überzeugungen verursachen keineswegs zwingend psychiatrische Symptome wie Antriebsmangel oder Niederstimmung.

Gerade Menschen mit verqueren Vorstellungen sind oft überraschend vital. Leider, könnte man sagen, wenn man an Kriminelle oder Sektenführer denkt. Woher nehmen sie ihre beneidenswerte Energie?

Betrachten wir zum Beispiel einen Dieb: Tief in seinem Herzen glaubt er, schlauer zu sein als wir redlichen Kunden, weil er besser stiehlt und im Kaufhaus nichts bezahlt. In Wirklichkeit ist er natürlich nicht schlauer, sonst würde er ja auf anständige Weise sein Brot verdienen. Er müsste allein deshalb das Gesetz achten, weil es auch ihn, den kleinen Ladendieb, schützt. Denn würde in unserem Land das Faustrecht gelten, wäre er seines Lebens nicht sicher; schließlich gibt es potentere Verbrecher als ihn. Doch all diese Weisheiten liegen ihm fern, und so bekommt er weder Gewissensbisse noch Ängste, sondern klaut weiter, bis die Polizei ihm das Handwerk legt. Überzeugungstäter gibt es in zahlreichen Formen.

Unser ehrenwerter Herr A jedoch, der keiner Fliege etwas zuleide getan hat und lediglich seine Gesundheit schützen will, der bekommt psychische Störsymptome. Er kann nicht mehr schlafen – warum nur?

Der Unterschied zwischen den beiden Männern besteht darin, dass die falschen Ideen des Diebs mit ***angenehmen*** Gefühlen einhergehen: Er hält sich für intelligenter und geschickter als seine Mitmenschen, und die damit verbundenen Emotionen von Stolz, Großartigkeit oder Macht beflügeln ihn, sie bewirken, dass sich in seinem Kopf die Räder kraftvoll drehen. Die überzogene Idee von Herrn A, dass sein Leben, wenn überhaupt, nur unter ständigem Blutdruckmessen fortdauern kann, löst dagegen ***unangenehme*** Gefühle aus: Angst, Schwäche, Ausgeliefertsein. Negativ bewertete emotionale Zustände vertreiben den Schlaf und ziehen uns runter.

Angst ist nun zunächst einmal ein Zustand, den wir positiv oder negativ bewerten können: Es ist nicht grundsätzlich schlecht, Angst zu empfinden.

Angst ist bei Gefahr lebenswichtig, denn sie kann uns warnen. Der angstbedingte Stresshormonausstoß hat dem Urmenschen bis zu einem gewissen Grad geholfen, denn er steigerte die Flucht- und Kampfbereitschaft. Heutzutage sind in Krisenmomenten allerdings meist weniger die Beine gefragt. Der Kopf muss beweglich bleiben, und da ist zu viel Angst hinderlich. Das gilt erst recht bei eher subjektiv empfundener Gefahr in objektiv gar nicht so schwerwiegenden Krisen.

Das Angstgefühl tritt eben nicht nur bei realen Schwierigkeiten auf.

Es kann zum Beispiel auch eine Art Überbleibsel aus der Vergangenheit sein. Manchmal behalten wir Ängste in uns zurück, weil wir eine traumatische Erfahrung gemacht haben und uns vor neuen Katastrophen fürchten. Der Tod des Vaters hat bei Herrn A offenbar tiefen Eindruck hinterlassen. Man fragt sich dennoch, warum er trotz guter Medikation und überwiegend normalen Werten immer noch alarmiert ist. Bestimmt hat man ihm längst erklärt, dass sporadische Ausreißerwerte oder ein Stolpern des Herzens nichts Schlimmes bedeuten. Trotzdem lässt er nicht locker und die Angst hat ihn im Griff.

Ich will daher herausfinden, ob hinter seinen Krankheitsängsten noch andere Sorgen stecken, die er mir oder sich nicht eingestehen kann. Zuweilen kämpfen wir mit uns selbst wegen Gefühlen und Regungen, die wir für verboten oder beschämend halten. Ein solcher Zwiespalt kann so tief reichen, dass wir unsere inneren Widersprüche und Motive selbst nicht richtig erkennen. Sie wirken in uns und treiben uns heftig um, ängstigen uns – entziehen sich aber bewusstem Nachdenken.

Wie aber lässt sich in einer Psychotherapie entschlüsseln, was unsere Patienten im Unbewussten beschäftigt und quält? Nun, die Betroffenen müssen dieser Frage ja nicht allein nachgehen. Wir Therapeuten haben uns Kenntnisse der typischen menschlichen Problematiken angeeignet. Ich weiß daher, dass hinter großer Spannung oft verborgene Konflikte stecken, die sich zum Beispiel als Krankheitsangst getarnt bei den Patienten bemerkbar machen.

Herr A hat seine Tochter erwähnt, die bisher nicht aus dem Elternhaus ausgezogen ist, jetzt aber ihren Freund bei sich einquartiert hat. Herr A findet ihn unsympathisch. Rausekeln möchte er den neuen Mitbewohner nicht, sonst wäre er vielleicht auch das geliebte Töchterlein los – ein unangenehmer Gedanke. Also verkneift Herr A sich seine Aggressionen. Ich vermute, dass er seit dem jähen

Tod seines Vaters zur Konfliktscheu neigt. Denn als Therapeutin weiß ich: Solche Erlebnisse hinterlassen oft hemmende Schuldgefühle. Gegen seinen Chef konnte Herr A sich auch nicht gut wehren, das habe ich aus unseren Gesprächen mitgenommen.

Hinter Angst können ganz andere Gefühle stecken.

Wenn Herr A im Stillen mit Aggressionen, Verlustangst, Eifersucht kämpft, versteht man besser, weswegen ihn eine nächtliche Unruhe plagt, die ihn dann zum Blutdruckmessen treibt. Allerdings kann ich Herrn A meine Vermutungen nicht einfach in geballter Form ins Gesicht schleudern. Auch das habe ich als Therapeutin gelernt: Wie gehe ich mit den Gefühlen meiner Patienten um? Wie helfe ich ihnen, die eigenen Emotionen besser zu erkennen, sie korrekt zu interpretieren – und Schlüsse daraus zu ziehen?

Bei Herrn A. bestünde die Gefahr, dass er sich völlig missverstanden oder, noch schlimmer, bloßgestellt fühlt – wie vom Chef. Im Laufe der Therapie bei mir darf Herr A sich langsam mit den jetzt noch unbewussten gemischten Gefühlen vertraut machen. Er steht an einer Lebensschwelle: Die Tochter ist erwachsen und er als der Vater nicht mehr ihre Nummer eins. Statt sich frustriert an ihre Fersen zu heften, sollte er sein eigenes Leben genießen und vielleicht auch seine Ehe aufpolieren. Auch das weiß ich aus therapeutischer Erfahrung: Wenn es mit der Liebe läuft, lassen Ängste ums Herz meist nach.

Ich muss hinzufügen, dass das Beziehungsthema leider nicht das einzige Problem von Herrn A ist. Dadurch, dass er seine Spannungen in Form von Krankheitsangst wahrnimmt, hat er sich Angewohnheiten und Denkweisen zugelegt, die es ihm unnötig schwer machen, den Alltag zu bewältigen. All diese Zusammenhänge wollen erkannt, verstanden und aufgelöst werden, damit seine Seele sich erholen kann. Nicht immer brauchen wir Außenstehende oder Therapeuten, um Zugang zu unseren Gefühlen zu bekommen. Vielleicht helfen die Hinweise in meinem Buch auch Ihnen, sich über tiefe Ursachen Ihrer Ängste bewusst zu werden. Und ganz wichtig: Sie sind mit Ihrer Angst nicht allein.

Keine andere psychiatrische Störung ist so weit verbreitet wie die Angst. Rund 10 Prozent der Männer und 20 Prozent der Frauen zeigen über den Zeitraum eines Jahres hinweg zumindest eine Phobie, fürchten sich also unverhältnismäßig vor einer bestimmten, im Prinzip unbedrohlichen Situation. Flugangst oder Angst vor Spinnen gehören in diese Kategorie. Beide Probleme können lästig genug sein, aber noch ernster wird es, wenn Ängste sich ausweiten: Die übersteigerte Angst vor Krankheiten und Unfällen (auch auf Angehörige bezogen) tritt bei der sogenannten generalisierten Angststörung (GAS) auf, oft im Verbund mit Angst vor materiellen Einbußen.

Eine generalisierte Angststörung wird pro Jahr bei einem Prozent der Männer und zwei Prozent der Frauen diagnostiziert. Außerdem kennen viele Leute mildere Krankheitsängste, die zwar zu verstärkter Anspannung und Einschränkungen im Alltag, aber doch nicht zum Arztbesuch führen. Doch es lohnt sich, auch sie zu mildern und aufzulösen.

Eine besondere Form der Krankheitsangst ist die Hypochondrie. Bei dieser Störung sind die Patienten über das Stadium der Erwartungsangst – dass etwas Schlimmes kommen *könnte* – schon hinaus. Vielmehr sind sie längst überzeugt davon, schwer krank zu sein, obwohl es nicht zutrifft – und keine Untersuchung der Welt kann sie dauerhaft umstimmen. Das Vollbild der Hypochondrie ist selten, nur etwa fünf von tausend Menschen sind im Jahr betroffen, aber die kosten das Gesundheitssystem oft viel Geld, nicht zu reden vom erheblichen psychosozialen Handicap, das eine solche Störung darstellt. Denn die Patienten haben eine Krankheit; nur eine andere, als sie selbst es glauben, nämlich eine psychische.

Ich möchte Sie dabei unterstützen, Krankheitsängste zu hinterfragen und abzubauen. Belastende Denk- und Verhaltensprogramme wollen wir gemeinsam entlarven und zurechtrücken. Darüber hinaus werden wir unseren Blick für spannungsträchtige Konfliktlagen schärfen.

Angst ist menschlich, begreiflich, unvermeidlich, doch sie darf uns nicht in die Irre führen.

Wir sollten im Kopf keine Befürchtungen hegen für einen Körper, dem es gutgehen könnte, wenn nur die aufgeregte Schaltzentrale nicht wäre. Und wir sollten uns nicht jeden Tag mit Angst vermiesen vor einem Ereignis, das bislang nur in unserer Vorstellung existiert.

Um das zu erreichen, bietet dies Buch auch Übungen an, die mental in eine neue Richtung lenken und so Ängste vertreiben helfen. Deshalb lade ich Sie jetzt zu einem ersten Gedankenspiel ein.

Übung: Die gute Fee der Nervenstärke

Bestimmt haben Sie schon manchmal gegrübelt, was Ihnen oder Ihrer Familie Unerfreuliches zustoßen könnte. Sie haben sich ausgemalt, wie elend Sie dann wären … All diese Ängste haben Ihnen ein Stück weit eingeleuchtet.

Zur Abwechslung darf heute einmal jemand anders auf Ihrer inneren Bühne auftreten: die gute Fee der Nervenstärke. Stellen Sie sich einmal vor, wie sie aussieht, wie sie dasteht, wundervoll strahlend. Und dann berührt diese freundliche Fee Sie mit dem Zauberstab. Plötzlich merken Sie, wie sich etwas wohltuend in Ihnen verwandelt, Sie fühlen sich leicht, als hätten Sie nach einem beschwerlichen Tag auf den Beinen endlich die Schuhe ausgezogen. Oder als würden Sie morgens herrlich ausgeruht erwachen. Kennen Sie diesen Tatendurst, den man dann spürt? Was würden Sie in diesem Zustand anfangen? Bitte malen Sie sich das lebhaft aus. Würden Sie Ihre Freunde zum Frühstück einladen? Mit der Heckenschere die Büsche zu Dromedaren schneiden? Per Zug nach Paris fahren? Oder einfach fröhlich durch die Wohnung tanzen?

Lassen Sie sich für fünf Minuten von Ihren Gedanken mitreißen: Was würden Sie tun, wenn Ihr Kopf frei wäre?

Möchten Sie es versuchen? Möchten Sie die Krankheitsangst in die Schranken weisen? Sie haben zwar keinen Zauberstab. Aber immerhin jetzt dieses Buch.

Kapitel 2

Wie Ängste keimen und wachsen

»Ich habe schon als Schulkind ans Sterben gedacht.«

Eine gepflegte Frau, durch das blonde Haar ziehen sich erste graue Strähnen, unbestimmte Trauer spiegelt sich in ihren Zügen – so sitzt sie vor mir. Frau B kommt eigentlich wegen einer Depression zu mir in die Praxis. Auf meine Fragen hin stellt sich heraus, dass sie außerdem »schon ewig« mit Ängsten zu tun hat. Da ich weiß, wie häufig Ängste und Depressionen miteinander im Zusammenhang stehen, will ich das genauer wissen.

»Können Sie mir sagen, wann es anfing?«, beginne ich. »In der Grundschule? Oder bereits im Kindergarten?«

»Ach, den habe ich überhaupt nicht verkraftet. Jeden Tag Bauchweh.«

»Warum denn?«

»Ich war wohl schüchtern. Wollte nicht mal mit meinen Onkeln und Tanten reden.«

»Wahrscheinlich hat man sich vom Kindergarten den Umschwung erhofft.«

»Naja, ich glaube, meine Mutter hätte mich sowieso lieber daheim behalten. Und als es dann noch den schrecklichen Vorfall gab – einem Jungen wurde die Stirn blutig geschlagen, ich weiß noch, mit einem Bauklotz –, da sagte auch der Vater nein. Das ging kein halbes Jahr.«

»Wirklich Pech, dass so etwas gerade passieren musste, als Sie neu waren. Später hätten Sie es vielleicht locker weggesteckt.«

Frau B wirkt nicht überzeugt. Ich frage weiter: »Wie ging es dann in der Schule? Konnten Sie Ihre Schüchternheit etwas in den Griff bekommen?«

Frau B erklärt, dass sie in der Klasse nicht unbeliebt gewesen sei. Trotzdem habe sie ihre Kameradinnen mit Vorbehalten betrachtet: »Ich hatte Herzklopfen, wenn die so forsch waren.«

Frau B ist nicht dumm, und so sah sie schon damals die Wurzel des Übels weniger bei den anderen als in sich selbst. Sie urteilte hart: »Ich dachte immer, ich bin so langweilig, wie halten die das bloß aus? Mein Abschluss lief eigentlich nur über die guten schriftlichen Noten, da haben die Lehrer mich auch mündlich besser bewertet.«

»Den Effekt gibt es umgekehrt bestimmt genauso.«

Das scheint Frau B etwas zu trösten. Ich hake nach: »Wie ging es Ihnen mit alldem?«

Sie zieht die Nase hoch: »Schlecht. Ich dachte oft: Und was, wenn ich im Unterricht einfach tot vom Stuhl falle?«

»Sie Ärmste. Aber das war hoffentlich nicht jeden Tag so. Haben Sie manchmal auch mitgelacht und Spaß gehabt?«

»Nicht sehr oft. Das Geläster der Mädchen und der Krach lagen mir nicht« Bemerkenswert ehrlich fügt sie hinzu: »Stattdessen habe ich mir vorgestellt, dass in der Schule eine tödliche Krankheit ausbricht und dann sterben alle.«

Angststörungen sind erblich und verbreitet

Wie furchtbar, wenn jeder Tag in Kindheit und Jugend mit so dunklen Gedanken getrübt ist – zumindest in der Erinnerung. Aber selten ist so etwas nicht. Zur Erinnerung: Jeder zehnte Mann und jede fünfte Frau fühlt sich durch Ängste sozial und gesundheitlich erheblich beeinträchtigt. Bei der Hälfte der Betroffenen beginnt die Problematik in der Kindheit, bei 75 Prozent bis zum 21. Lebensjahr.

In einer Schulklasse schlagen sich von zwanzig Kindern durchschnittlich zwei mit kritischen Ängsten herum.

Man kann also ohne Übertreibung von einer Volkskrankheit sprechen.

Bis zu einem gewissen Grad sind Ängste bei jungen Menschen normal, deshalb brauchen sie alle die Unterstützung und Ermutigung ihrer Eltern. Ab welchem Punkt wird Angst krankheitswertig?

Nun, wenn ein Kind zum Beispiel über einen längeren Zeitraum schlecht schläft oder isst, wiederholt über Übelkeit, Kopfweh oder Trennungsangst klagt und insgesamt einfach nicht mehr vergnügt wirkt – dann sollte man aufmerken.

Die Mutter von Frau B war sicher besorgt, aber nicht über das Bauchweh ihrer Tochter, sondern über die Zustände im Kindergarten. Eltern wissen oft nicht, an wen sie sich mit ihren Beobachtungen wenden sollen. Wer hilft bei Kinderängsten, und wen kann man fragen, wenn man Bedenken hegt? Im Prinzip wären Erzieherin, Lehrerin oder Kinderärztin erste Ansprechpartner. Oft sind Eltern zu sehr mit eigenen Schwierigkeiten beschäftigt. Also heißt es nur: »Das Kind ist halt scheu«, »Die andern sind schuld« oder »Das wächst sich aus«, und man wartet weiter ab.

Anders als ihre Mutter glaubte die Patientin selbst schon als Kind, dass etwas mit ihr nicht stimmte. Nur dachte sie, der Bauch wäre die Ursache ihrer Leiden. Sie kam nicht auf die Idee, dass ihr

Bauchweh in Wahrheit nicht von Magen oder Darm, sondern von seelischer Anspannung herrührte. Ihre Angst spürte sie zwar auch, hielt sie aber für die Folge und nicht für die Ursache ihrer Beschwerden. Oder sie betrachtete sie gar als einen Charakterfehler, was ihr natürlich das Herz noch schwerer machte.

Die meisten Leute denken als Erwachsene noch genauso. Dass der als Psyche bezeichnete Teil unseres Gehirns erkranken kann, besonders die Systeme, die fürs Denken, Fühlen, Wahrnehmen verantwortlich sind, diese Annahme liegt uns zunächst fern. Unsere mentalen Prozesse scheinen sich in höheren Sphären abzuspielen, dabei beruhen sie letzten Endes genauso auf Biochemie und Physik wie alle anderen körperlichen Vorgänge. Der Zellstoffwechsel des Gehirns kann genauso aus den Fugen geraten wie der von Niere und Leber. Klingt ungewohnt, ist aber so.

Wir haben es nicht gern, wenn Bauchorgane erkranken, doch geistige Störungen bestürzen uns noch mehr. Psychische Probleme kreiden wir uns persönlich an und schämen uns dafür. Frau B hielt sich wegen ihrer Schüchternheit für eine Versagerin. Dennoch konnte sie sich nicht zu mehr Teilnahme am Unterricht überwinden. Die Angst, in der Klasse sichtbar zu werden, überwog. Oft ist es so, dass wir zögern, uns in scheinbar unüberschaubare Konfliktsituationen zu begeben. Frau B hatte die blutende Stirn des Jungen im Kindergarten gesehen und nie mehr vergessen. Folglich übte sie außerhalb der engsten Familie größte Zurückhaltung. Und das, obwohl sie mit ihren Altersgenossinnen eigentlich gute Erfahrungen machte. Ängstliche Menschen wirken auf andere zu ihrer eigenen Überraschung oft anziehend.

Mitschüler genießen die Rolle des Beschützers, glänzen gerne vor ihrem Freund. Dass dieser im Stillen mit sich unzufrieden ist, das entgeht ihnen. Schüchternheit ist nicht identisch mit Introversion.

Ein introvertiertes Kind grämt sich nicht in der Gruppe oder beobachtet sehnsüchtig die anderen, sondern es ist mit der eigenen Gedankenwelt befasst. Ein schüchternes Kind dagegen wäre an Kontakten interessiert und hat gute Einfälle, die es liebend gern vorbrächte – nur leider ist die Angst vor möglichen »Katastrophen« größer.

Wenn wir als Kind in den Kämpfen mit unserer eigenen Ängstlichkeit unterliegen, leidet das Selbstvertrauen.

Dann fühlen wir uns minderwertig, angreifbar, dem Leben nicht gewachsen – obwohl wir vielleicht erst fünf Jahre alt sind. Wenn sich dann noch Eltern, Lehrerinnen oder Kameraden vor uns aufbauen und fordern, dass wir endlich aufhören sollen zu bibbern oder zu schweigen – und wir schaffen es nicht! –, dann glauben wir bald selbst, dass wir nichts taugen.

Sobald wir uns aber innerlich abwerten und niedermachen, ist das wie Dünger für die aufstrebende Pflanze Angst, die umgehend neue Blüten treibt. Dann kann einem durch den Kopf gehen: So oft wie man Bauchweh hat und sich den Dingen nicht gewachsen fühlt, muss man sicher auch mit bösartigen Krankheiten rechnen? Womöglich zieht man das Unheil an? Angst ist kreativ, zeichnet detaillierte Schreckensbilder.

Jeder Angstgedanke erschüttert uns und macht anfälliger für den nächsten.

Die Anatomie der Angst

Ich darf wiederholen: Angst als solche ist noch keine Krankheit.

Angst, wir erinnern uns, soll uns ursprünglich schützen und muss diese Funktion oft genug erfüllt haben, sonst wären zur Angst befähigte Individuen im Lauf der Evolution ausgestorben. Sie ist auch nichts rein Menschliches, denn es lassen sich bei allen Wirbeltieren Zeichen der Angst beobachten. Von der Großhirnrinde bis zu den zerebralen Zentren, die ähnlich bereits beim Fisch bestehen, wirken viele Gehirnregionen an der Entstehung und Verarbeitung von Emotionen mit. Bedeutsam ist hier das limbische System, zu dem vor allem Strukturen des entwicklungsgeschichtlich alten Zwischenhirns gehören, aber auch der sogenannte Mandelkernkomplex (Corpus amygdaloideum), der paarig in beiden Schläfenlappen angelegt ist und sich von basalen Gehirnregionen bis in Teile der Hirnrinde erstreckt.

Mit der aufwendigen Methode der Positronenemissions-Tomographie lässt sich heute zeigen, dass zum Beispiel der Mandelkernkomplex bei Menschen mit erhöhtem Angstlevel typischerweise stark aktiviert ist. Ebenso weiß man einiges über die Botenstoffe (Transmitter), die bei der Gefühlsentstehung und -ausbreitung im Gehirn eine Rolle spielen. Die Namen sind die reinsten Zungenbrecher: Gamma-Aminobuttersäure (GABA), Serotonin, Noradrenalin. Sie kommen auch sonst im Körper vor, doch lässt ihre Konzentration im Venenblut keine Rückschlüsse auf das Transmittergeschehen im Kopf zu, das hinter der sogenannten Blut-Hirn-Schranke abläuft. Zudem geht es nicht um die Konzentrationen der Transmitter allein, vielmehr muss die Balance zwischen hemmenden und erregenden Impulsen stimmen; ein kompliziertes Zusammenspiel, das wir längst noch nicht völlig durchschauen.

Was wir jedoch sicher wissen: Emotionale Regungen wirken sich über das vegetative Nervensystem auf den Gesamtorganismus aus und führen auch dort zu einem Spannungsanstieg oder -abfall. Beispielsweise beschleunigt sich unter Angst unser Puls, während die Knie weich werden, also der Muskeltonus absackt.

Welche Intensität Gefühle erreichen können, ist individuell verschieden und hat mit den molekularen Abläufen im einzelnen Gehirn zu tun. Gehirne sind verschieden wie Gesichter.

Ob wir mehr zur Emotionalität oder Nüchternheit neigen, hängt nicht nur von unseren Erfahrungen und Vorbildern ab, sondern auch von unserer Veranlagung. Betrachten wir zum Vergleich eine andere Körperregion: Manche Mägen sind von Haus aus robust. Sie produzieren kein Übermaß an Magensäure, entwickeln weder Gastritis noch Sodbrennen, ganz gleich wie viele Bratwürste ihre Besitzer in sich hineinfuttern (beneidenswert). Ebenso gibt es Gehirne, die auch unter starker Belastung keine hinderlichen Ängste ausbilden, sondern selbst in Krisensituationen rundlaufen. Man könnte sagen: verdauungsstarke Gehirne.

Der Fachbegriff für die Fähigkeit unseres Seelensystems, unter widrigen Bedingungen leidlich im Gleichgewicht zu bleiben, lautet »Resilienz«.

Manche Menschen können emotional stark reagieren, regulieren sich aber rasch wieder in einen neutralen Zustand zurück. Andere sind insgesamt ruhiger unterwegs. Sie empfinden nicht so heftig, kennen keine umstürzlerischen Regungen. Eine solche Konstitution hat wie alle anderen ihre Vor- und Nachteile.

Viele Eigenschaften, zum Beispiel Musikalität, mathematische, sprachliche, sportliche Begabung und eben auch die Fähigkeit zur Emotionalität, werden uns ein gutes Stück weit vererbt. Sensible Eltern bekommen sensible Kinder. Angstbehaftete Menschen werden bei genauerem Hinsehen häufig feststellen, dass zumindest ein

Elternteil ebenfalls zu Schüchternheit und Überbesorgtheit neigt. Empfindsamkeit kann sich, wenn man nicht korrigierend eingreift, in Richtung Überempfindlichkeit entwickeln. Genau wie ein Kind durch fleißiges Rechnen immer flotter addiert, wächst unsere Angst, je öfter wir sie aus»üben«, und nimmt verschiedene Formen an – von Phobien bis hin zu Krankheitsängsten, die sich gegenseitig anheizen.

Ängstliche Eltern erziehen ängstliche Kinder

Im Prinzip können wir alles fürchten lernen, was da nur kreucht und fleucht, seien es Katzen, Clowns, Puppen, Spritzen, die Liste nimmt kein Ende. Nicht in jedem Fall haben wir zuvor schlechte Erfahrungen gemacht. Doch weil wir über (mehr oder weniger) Fantasie verfügen, setzt sich manchmal die phobische Idee fest, dass ein schauriger Clown uns gefährlich werden könnte. Die Angst vor Krankheit dagegen ist vergleichsweise realistisch, wir sind ja auch ständig damit konfrontiert.

Wir sind schließlich nicht »unkaputtbar«, und so bangen wir zuweilen um uns selbst und unsere Angehörigen. Besonders als Eltern wollen wir nicht, dass unserem Nachwuchs etwas zustößt. Also passen wir eifrig auf und leiten an. Kinder müssen viel lernen, vom Schuhebinden über Tischsitten bis hin zum Umgang mit Chancen und Risiken. Doch während sich alle darin einig sind, wie man eine Schleife bindet und die Suppe löffelt, bestehen zu den letzteren Punkten unterschiedliche Auffassungen.

Leicht vereinfacht kann man sagen:

Die Hauptlebensziele ängstlicher Menschen sind Harmonie und Sicherheit.

Für den Umgang mit Gefahren heißt das: vermeiden, so gut es geht. Kinder ängstlicher Eltern brechen sich selten die Beine. Warum? Weil man sie davon abhält, auf Bäume zu klettern.

Man kann für diesen Erziehungsstil gute Gründe anführen: Sicherheit ist wichtig. Gebrochene Beine sind schlecht. Man möchte seine Kinder gesund wissen. Die Jugend soll lernen, auf sich aufzupassen. Wir sind keine Affen und nicht dafür gebaut, uns von Ast zu Ast zu schwingen.

Alles richtig, aber trotzdem nur eine Seite der Medaille. Kinder, die auf Bäume klettern dürfen, entwickeln Geschick und Selbstvertrauen; sie lernen, kleine Schreckmomente wegzustecken; gewinnen neue Eindrücke, indem sie die Welt von oben anschauen; imponieren ihren Kameraden. Und die wenigsten brechen sich am Ende die Beine.

Übrigens geht es mir an dieser Stelle nicht nur um unsere Kinder, sondern entscheidend auch um uns selbst, die wir von unseren Eltern vielleicht ebenfalls an manchem gehindert wurden – aus den besten Absichten heraus. Nicht nur mit Worten, denn Erziehung findet auf vielen Ebenen statt. Wie heißt es so schön:

»Man kann den Kindern sagen, was man will, sie machen doch alles nach.« Kinder lernen stark am Vorbild, sind durchlässig für Stimmungen, verfolgen mit Hochspannung die Taten der Großen.

Wirken die Leitfiguren ängstlich und zögerlich, ist auch dem Anhang gleich mulmig zumute. Wird dagegen im Haus viel gelacht, macht das Kind die ersten drolligen Gesichter, ehe es überhaupt sprechen lernt. Das ist teils Nachahmung und atmosphärische Anpassung, teils ererbte Konstitution. Kinder sind eine Mischung der elterlichen Gene, bei der durchaus Überraschendes herauskommen kann, noch öfter aber recht Bekanntes.

Nun haben Menschen viele Seiten, und ein und derselbe Charakter mag in manchen Stunden verwegen lustig, dann wieder verzweifelt ängstlich sein. Das schüchterne Kind ist zu Hause vielleicht verschmitzt, hat ja auch im Kindergarten lustige Späße auf der Zunge liegen, bringt sie nur nicht über die Lippen. Die Frage ist, welche Persönlichkeitsanteile von den Eltern gefördert werden. Wichtig wäre ein ausgewogener Cocktail: nicht nur Draufgängertum, aber auch nicht nur Zaudern.

An dieser Stelle kommt uns endlich einmal zugute, dass Eltern zuweilen geteilter Meinung sind. So wird die Erziehung nicht zu eindimensional. Selbstverständlich soll man sich nicht grundsätzlich widersprechen. Doch bei völliger Übereinstimmung gibt es zwar wenig Ehekrach, aber das nützliche Vier-Augen-Prinzip bleibt auf der Strecke: Wenn beide Beteiligte alles genau gleich betrachten, sehen vier Augen auch nicht mehr als zwei. Besser, man erprobt unterschiedliche Marschrouten und Perspektiven; dies erweitert den familiären Horizont, und eventuelle Irrwege lassen sich wechselseitig korrigieren.

Soweit die Theorie. In der Praxis zeigt sich allerdings, dass Eheleute sich oft trotz gelegentlicher Streitpunkte stark ähneln. Denn wir verlieben uns in der Regel ja in Personen, die zu unseren Einstellungen passen. Das heißt: Menschen, die zur Ängstlichkeit neigen, wählen unbewusst Partner, denen es ebenso geht.

Dann bestärkt man sich automatisch gegenseitig in den Sichtweisen, wodurch sich mitunter bedenkliche Neigungen verstärken.

Nach all diesen Erklärungen zu unseren Ausgangsbedingungen möchte ich jetzt aber betonen: Kritische Tendenzen lassen sich korrigieren, sobald man sie erkennt, wenn man den festen Entschluss dazu fasst.

Wie die Menschen in Pisa ihren irgendwann allzu schiefen Turm wieder aufgerichtet haben, können auch wir uns neu orientieren. Zwar kommen wir mit gewissen Anlagen auf die Welt, doch unser Erbgut ist reichhaltig wie Ackerboden: Es ruhen viele Samen darin, und welche aufblühen, hängt letztlich von Klima und von Pflege ab. Kinder ängstlicher Eltern tragen möglicherweise eine Schaufel Angstsaat in sich, aber selbstverständlich auch Keime des Muts, der Neugier und Unternehmungslust, die nur auf das richtige Wetter warten. Wir können gegensteuern – in der Erziehung, insbesondere aber bei unserer eigenen Lebensführung.

Die Mutter von Frau B wird bereits ein ängstlicher Mensch gewesen sein, sonst hätte sie die Ressourcen des Kindergartens klarer erkannt und ihre Tochter zum Bleiben ermuntert. So aber musste das kleine Mädchen schlecht vorbereitet zur Schule. Sie quälte sich, und während andere vom Ponyhof träumten, beschäftigte sie sich mit Katastrophenfantasien, in denen abwechselnd sie selbst, ihre Familie oder das ganze Gymnasium ausradiert wurden – wobei sich in letzterer Vorstellung vielleicht ein Stückchen Rache an dem lärmenden Schülerhaufen versteckte, den sie täglich auszuhalten hatte. Zwar hat ihre Zurückhaltung Frau B sicher vor einigen schmerzhaften Stößen und Stürzen bewahrt. Aber der Stachel der Angst verließ sie nie, bohrte sich vielmehr mit den Jahren immer tiefer, bis sie schließlich vor Erschöpfung depressiv zusammenbrach.

Menschen mit Krankheitsangst möchten sich vor Ansteckung, Leiden, Verfall schützen, und wer wollte das nicht? Bedenklich wird es erst, wenn wir uns zu diesem Zweck übermäßige Hemmungen auferlegen.

Die Angst hat teilweise Recht: Das Leben steckt voller Tücken. Genau deshalb sind wir darauf angewiesen, dass wir unser Bewältigungspotenzial entfalten. Und das können wir nur, wenn wir (am Leben) teilnehmen, Erfahrungen machen, unsere einmalige menschliche Intelligenz dazu nutzen, Kenntnisse und Kräfte zu erwerben, mit denen wir harte Phasen, darunter vermutlich auch Krankheiten, überstehen können. Auf jedem Feld wächst das Unkraut der Angst, es soll aber nicht alles überwuchern.

Dauernde Angst kann Karrieren verhindern und Mobbing-Dynamiken den Weg bahnen, Suchtverhalten begünstigen und im Extremfall sogar das Erkrankungsrisiko für kardiale Probleme und Tumorleiden erhöhen. Das wollen wir nicht! Darum lohnt es sich, die Uhr im Kopf neu zu stellen. Glücklicherweise verfügt gerade unser Gehirnorgan über besonders gute Fähigkeiten zur Entwicklung und Regeneration.

Krankheitserfahrungen schüchtern uns ein

Manche Menschen hatten keine ängstlichen Eltern und waren in der Kindheit munter unterwegs, ohne die geringste Spur psychischer Probleme. Aber eines Tages passiert plötzlich das, was niemand erleben möchte: eine schlimme Diagnose, ein hässlicher Unfall, und der Himmel verdüstert sich. Der Mediziner nennt es »lebensverändernde Krankheit«. Solche Schock-Erfahrungen vermehren die Angst.

Herr A aus dem ersten Kapitel konnte nicht mehr schlafen, weil er sich wegen eines möglichen Herzanfalls sorgte. Was sollen da erst Leute sagen, die wirklich einen Infarkt hatten?

Gewisse Ereignisse treffen uns so hart, dass wir unweigerlich für eine Weile emotional erschüttert sind. Diese Phase lässt sich nicht beliebig abkürzen; wir müssen sie, hoffentlich mit familiärer Unterstützung, durchleiden. Trotzdem, und auch wenn wir wirklich Schlimmes erlebt haben:

Auf Dauer sollte die Angst sich nicht in uns festsetzen, nicht pausenlos das Denken bestimmen und den Organismus unter Hochspannung halten.

Sonst haben wir am Ende zwei Krankheiten, das Herzthema und das Hirnthema, die sich gegenseitig ungünstig beeinflussen.

Wenn uns zum Beispiel eine Krankheit tiefgehend geschockt hat und die Psyche in ihren Grundfesten wankt, kann ein Buch von mir speziell bei dieser Problematik helfen: »*Den Boden unter den Füßen verlieren – wenn eine seelische Erschütterung schwer trifft und wie man bei Schock-Erfahrungen Heilung findet*«.

Traumatische Erfahrungen müssen uns dabei nicht schlagartig von heute auf morgen verändern. Manchmal schleicht die Angst auf leisen Sohlen ins Haus. Wenn der Vater einen Herzinfarkt hatte und es aus dem Familienkreis einige Monate später resigniert heißt: »Mit dem ist gar nichts mehr anzufangen«, dann sollte man stutzig werden. Hat der bedrückte Patient sich vielleicht in Ängsten verloren, die ihn jetzt sogar mehr blockieren als sein Herzproblem?

Sicher, es gibt so etwas wie weise Beschränkung. Wer ernsthaft krank war, sollte anschließend nicht gleich durchs Hochgebirge kraxeln. Aber wenn wir in der Furcht vor neuem Ungemach nur noch daheim hocken, leben wir unser kostbares Leben nicht, um das wir uns mit Recht sorgen dürfen – auf gesunde Weise. Das Leben ist lebensgefährlich und doch …

Wir wollen raus aus der permanenten Habachtstellung, die zu viel Kraft kostet. Ja, es stimmt, wieder Mut fassen kann schwer sein, wenn uns die Gesundheit schon einmal im Stich gelassen hat oder wir bei Angehörigen einen ungünstigen Verlauf miterleben mussten. Manche Menschen haben eine Kindheit mit Entbehrungen und Krisen erlebt, das kann in Form erhöhter Grundängstlichkeit nachhallen. Auch die Covid-19-Pandemie wirkt sich beklemmend aus, selbst wenn man (wie zum Glück die Mehrzahl) persönlich nicht schwer erkrankt ist. Die ständigen Warnungen und Schreckensmeldungen machen uns kribbelig. In Kapitel 8 werden wir uns mit den Besonderheiten der Angst in Pandemie-Zeiten eingehend beschäftigen.

Wie man es aber dreht und wendet: Irritationen, Einbrüche, Überraschungen wird es immer geben, in uns und um uns herum. Vollständige Sicherheit bleibt eine Utopie.

Mit unseren elementaren Lebensrisiken müssen wir ohne ein Übermaß an Angst umgehen lernen. Dazu gehört, dass wir in der Ungewissheit alles Irdischen nicht nur Nachteile, sondern auch Chancen sehen: Vielleicht kommt es anders als wir dachten – vielleicht besser. Manchmal schiebt uns das Schicksal mehr oder weniger sanft in eine gute Richtung, die wir allein nicht gefunden hätten. Übrigens gibt es viele Menschen, die gerade das Unerwartete, Unkontrollierbare lieben, die mehr auf die Glücksgöttin Fortuna setzen als auf deutsche Gründlichkeit. Für solche Typen ist das prickelnde Risiko ein besseres Stimulans als Kaffee oder Sekt. Sie werden mehr Bauchlandungen, aber auch Höhenflüge erleben als wir braven Bürger und vielleicht nicht mit uns tauschen wollen.

Wir für unseren Teil möchten wahrscheinlich keine ausgesprochenen Abenteurer oder Leichtfüße werden. Den spannenden Augenblicken des Alltags, egal ob beruflich oder privat, wollen wir uns jedoch gewachsen zeigen. Frau B kam in der Therapie zum ersten Mal seit Langem mit jemandem außerhalb des engsten Familienkreises näher ins Gespräch und merkte, wie gut ihr das tat. Der Kontakt brachte sie auf frische Ideen, während sie sich sonst, wenn sie einsam ihren Grübeleien nachhing, immer tiefer in Katastrophen- und Krankheitsfantasien versenkte – ihr Spezialgebiet seit Schulzeiten.

Sie beschloss, an ihrer Schüchternheit zu arbeiten; wollte üben »mitzureden«, wobei ihr auch dies Vorhaben sogleich diverse Horrorvisionen eingab: Was, wenn man sie ignorierte? Oder wenn man sie verbal angriffe? Was, wenn sie sich lächerlich machte, weil ihr im entscheidenden Moment nichts einfiel? Oder ihr die Stimme versagte? Jede Variante schien ihr gleichbedeutend mit einem nie mehr gutzumachenden Fiasko.

Frau B schämte sich schnell und zermarterte sich nach Frustrationserlebnissen tagelang das Hirn, wobei sie sowohl gegen sich als auch gegen den Rest der Menschheit wütete. Das war anstrengend und führte dazu, dass sie sich nirgends mehr hin getraute.

Wir einigten uns auf etwas Erstrebenswerteres:

Das Ziel sollte nicht länger sein, Blamagen vollständig zu vermeiden. Denn das ist unmöglich.

Frau B fand es inzwischen nämlich auch blamabel, nur ewig zu Hause zu hocken. Nein, es ging darum, gelegentliche Reinfälle zu ***überleben*** und sich dann rasch wieder zu fangen. Wie der Radfahrer trotz Seitenwinden die Spur halten möchte, wollte sich auch Frau B durch kleine Patzer nicht mehr aus der Bahn werfen lassen.

Deshalb trainierten wir die Kunst der seelischen Balance, indem wir uns ein paar Aufgaben zum Umgang mit Stressmomenten überlegten.

Mit kleinen Risiken spielen lernen

Machen wir uns zum Beginn unseres Stresstoleranztrainings folgende interessante Tatsache klar: Damit ein Reiz – gleich, ob positiv oder negativ – stark auf uns wirkt, muss er nicht nur eine gewisse Intensität besitzen, sondern darüber hinaus *überraschend* kommen. Nur das Überraschende zündet wirklich. Beispiel: Sie mögen Erbsensuppe. Überraschend gibt es mittags Erbsensuppe, Sie sind begeistert. Aber wenn nun jeden Tag Erbsensuppe auf den Tisch käme, würden Sie sich immer noch so freuen? Genau: Sie bekämen rasch das Lieblingsgericht satt.

Das Gewohnte löst in uns nicht mehr viel aus; wir bemerken es kaum, stumpfen ab.

Wir jubeln hierzulande nicht täglich, dass wir über reichlich Lebensmittel und Trinkwasser verfügen. Undankbar eigentlich, aber wir sind es eben gewöhnt. Diesen Effekt, den man in der Fachsprache »Habituation« nennt, können wir zur Bewältigung unserer Angst nutzen. Zur Übung wiederholen wir gewisse spannungsbesetzte Abläufe, bis sie unserem Kopf langweilig werden, sprich der Stresstransmitter-Ausstoß aufgrund des Gewöhnungseffekts nachlässt. Ob das wirklich funktioniert? Ja, in vieler Hinsicht – manchmal sogar zu unserem Bedauern. Der überwältigende Reiz des Neuen, Ungewohnten, lässt sich unter keinen Umständen auf Dauer erhalten. Das wissen wir alle von der Verliebtheit. Die Strategie der Risikovermeidung dagegen, die uns Fluchttieren zunächst so einleuchtend scheint, steigert unweigerlich die Angst.

Denn während wir uns auf Schleichwegen herumdrücken, beschäftigen wir uns gedanklich ständig mit jenem Tag X, an dem es uns doch erwischen könnte. Unser Gehirn, plastisch wie es ist, wird unter dieser Dauerbesorgtheit immer effektiver in der Produktion von Stresstransmittern. Eines Tages kommt dann irgendein Schuss vor den Bug, es muss gar nichts Gewaltiges sein, vielleicht nur ein komisches Ziehen im linken Arm, aber oho, da ist er, der lang erwartete Schreckmoment, und unser Hirn setzt aus seinen dick angeschwollenen Stressproduktionsdrüsen eine riesige Ladung Angst frei (wenn ich mich mal mehr bildlich als wissenschaftlich ausdrücken darf) … Eine starke Schreckreaktion tut buchstäblich weh.

Wir stehen oft stundenlang neben uns und möchten uns wieder nur verkriechen. Irgendwann aber wird der Rückzugsort zum Gefängnis, das uns nicht schützt, sondern einkerkert.

Vermeidung ist ein tückischer Irrweg.

Lieber sollten wir es wagen und Routine im Umgang mit alltäglichen Belastungen und Risiken erwerben. Auf Übermut wollen wir dabei nicht hinaus. Manche Menschen hassen ihre Sensibilität, möchten keine »Memmen« sein und treten deshalb die Flucht nach vorn an. Sie suchen sich Jobs, denen nur sehr handfeste Typen wirklich gewachsen sind: Notfallsanitäter, Höhenarbeiter, Sprengmeister. Das nennt man »kontraphobisch«, denn mit dem besten Willen wird aus einer Harfe keine Bassgeige. Insofern muss ich einschränken: Man gewöhnt sich, entgegen dem Sprichwort, am Ende doch nicht an alles. Unter Extrem-Belastungen können (nicht nur) sensible Gehirne Schaden nehmen.

Deshalb möchte ich Sie dazu auffordern, Stresstraining in passenden Schritten zu unternehmen, am besten mit einer Prise Humor gewürzt. Suchen wir uns kleine Herausforderungen, die gar nicht unbedingt zu unseren Krankheitsängsten in Beziehung stehen müssen. Als Risiko gilt jede Aktion, bei der wir ein wenig Herzklopfen bekommen. Das ist harmlos, wenn auch nicht gerade angenehm: Anfangs spüren wir den »Stromstoß« im ganzen Körper. Aber je öfter wir uns betätigen, umso besser wird unser Organismus den neuen Anforderungen gerecht. Der innere Gaul gewöhnt sich an die anspruchsvollere Strecke, stellt sich nicht mehr wegen jeder Fliege auf die Hinterfüße, sondern trabt gleichmäßiger. Wie herrlich, wenn man nach den ersten, noch etwas lampenfiebrigen Anläufen plötzlich merkt, dass die selbstgestellte Aufgabe leichter wird! Dann fließen Belohnungstransmitter, Endorphine, denn die gibt es in unserer Hirnchemie auch. Nichts stärkt unser Selbstvertrauen so sehr wie ein ehrlich verdienter Endorphin-Schauer.

Klar kann man mal ausrutschen. So ist das eben. Wir werden es überstehen, wir sind nämlich hartnäckig (das haben wir bei unseren Ängsten gemerkt). Das Ziel lohnt die Mühe: mehr Fitness im Umgang mit Stress. Natürlich wird nicht alles auf Anhieb gelingen. Wichtig ist nur, dass wir den bewussten Entschluss zum Üben fassen und dran bleiben.

Die ermutigenden Erfolge, die wir zur Überwindung unserer Angst brauchen, kann uns niemand verschaffen als wir uns selbst.

Unsere Arbeit, unser Gewinn.

Fünf Vorschläge für Risikotraining im Alltag:

1. An der Haltestelle jemanden aufs Wetter ansprechen.
   Risiko: Man blitzt ab und ärgert sich.
   Mögliches Erfolgserlebnis: Der andere reagiert freundlich, und man erlebt gemeinsam, wie sich gute Laune ausbreitet.

2. Sich bei einer Team-Besprechung zu Wort melden, um Zustimmung zum Vorredner auszudrücken.
   Risiko: Vielleicht kommen Rückfragen und man weiß nicht weiter, es droht eine Blamage.
   Mögliches Erfolgserlebnis: Man gewöhnt sich daran, die eigene Stimme vor einer größeren Gruppe zu benutzen – und hat sich auch mal bemerkbar gemacht.

3. Einem reservierten Kollegen eine Frage stellen.
   Risiko: Vielleicht hält er einen für blöd und macht spöttische Bemerkungen. Oder er verweigert die Auskunft.
   Mögliches Erfolgserlebnis: Der andere taut auf, und man gewinnt voneinander einen positiven neuen Eindruck.

4. Ein unbekanntes Gericht in der Kantine bestellen.
   Risiko: Es schmeckt nicht, und man erlebt Frust.
   Mögliches Erfolgserlebnis: Es schmeckt gut und man macht eine neue Genusserfahrung.

5. Eine alte Bekannte anrufen und ein Gespräch beginnen.
   Risiko: Man könnte stottern. Oder die Freundin könnte einen abwimmeln. Das könnte peinlich sein.
   Mögliches Erfolgserlebnis: Es ergibt sich eine nette Plauderei und die dient der Kontaktpflege.

Wichtig ist, dass Sie jeden Vorschlag nicht nur einmal, sondern wiederholt üben – und zwar in kurzen Abständen. Dabei nehmen Sie bitte aufmerksam wahr, wie das, was anfangs nervenaufreibend war, allmählich immer glatter läuft. Stimmt schon, von nichts kommt nichts, aber gerade darum sind wir stolz auf unsere Fortschritte und wachsen innerlich.

Mit diesen Erfahrungen wagen wir uns jetzt an gezielte Übungen zum Thema Krankheitsangst. Bevor es damit losgeht, müssen wir allerdings eine wegweisende Frage beantworten: »Stresstraining schön und gut, aber soll man denn seine Gesundheit wirklich irgendeinem Risiko aussetzen?«

Meine Antwort lautet: Auch Angst kann zur ernsten gesundheitlichen Bedrohung werden. Worum müssen Sie sich also dringender kümmern: Um die eventuelle Krankheit, die Sie noch kriegen ***könnten***? Oder um das Angstproblem, das sich bereits störend bemerkbar macht? Und sehen Sie bitte: Bei unseren wohlbedachten Vorschlägen ist der positive Ausgang immer bedeutend wahrscheinlicher als der negative. Deshalb eignen sie sich zum Training.

Fünf Vorschläge für Risikotraining bei Krankheitsangst:

1. Den Fahrstuhl nehmen.
   Risiko: Der Aufzug könnte steckenbleiben, so dass man erstickt, oder er könnte abstürzen.
   Mögliches Erfolgserlebnis: Man ist schneller oben, ohne aus der Puste zu kommen.

2. Den Nachbarn fragen, ob man seinen Hund streicheln darf; wenn ja, versuchen Sie es.
   Risiko: Das Tier könnte beißen oder Flöhe haben, man muss zum Röntgen, Chirurg, Tollwut …
   Mögliches Erfolgserlebnis: Alle drei Beteiligten freuen sich.

3. Beim Treppensteigen keinen Handlauf benutzen.
   Risiko: Man könnte stürzen und sich das Bein brechen.
   Mögliches Erfolgserlebnis: Man gewinnt an Selbstwahrnehmung und Trittsicherheit – auch im Gelände, ganz ohne Handläufe.

4. Einen Tag lang keinen Blutdruck oder Puls messen.
   Risiko: Vielleicht bleibt ein kritischer Wert unbemerkt und wird einem zum Verhängnis.
   Mögliches Erfolgserlebnis: Der Kreislauf reguliert sich von allein, und der Kopf kann sich auf andere Dinge konzentrieren.

5. Mich in die Wolldecke meiner Freundin kuscheln.
   Risiko: Die Decke könnte mit Milben, Sporen, Keimen behaftet sein, die mir schaden.
   Mögliches Erfolgserlebnis: Mir ist warm, und meine Wertschätzung für meine Freundin steigt, die anscheinend doch keine gefährlich kontaminierten Gegenstände herumliegen hat.

Auch beim Risikotraining gilt wieder: fleißig üben, dranbleiben, durchhalten, bis sich die Nervosität legt, weil alsbald Gewöhnung eintritt. So sehr lange dauert das nämlich oft gar nicht. Dreimal mit dem Aufzug gefahren, und es wird schon Routine. Entwerfen Sie Ihre eigenen Einheiten zum Üben; immer wenn Sie merken, dass Sie im Alltag auf persönliche Ängste stoßen. Denken Sie daran, wie Sie mit diesem Training Ihrer Psyche mittelfristig Luft und Erleichterung verschaffen. Mein dickes Lob dafür ist Ihnen gewiss! Die beste Belohnung sind natürlich die Wohlgefühle, die sich mit wachsendem Erfolg ganz von selbst einstellen.

Kapitel 3
Das aufgepeitschte Gehirn

»Ich stehe permanent unter Strom.«

»Und dann bin ich am Schreibtisch zusammengebrochen!«

Der gutaussehende, aber blasse Herr C blickt mich vorwurfsvoll an.

»Was genau ist passiert?«

Unter einem »Zusammenbruch« kann man sich vieles vorstellen. Herr C ist Rechtsanwalt bei einer renommierten Kanzlei für Handels- und Gesellschaftsrecht, in der »Tag und Nacht gearbeitet« wird, wie er mir gleich mitteilt.

Meine Rückfrage macht ihn nicht glücklicher. Gereizt sagt er: »Meine Sekretärin dachte, es wäre ein Schlaganfall.«

»Das klingt ja ernst. Was für Symptome hatten Sie denn?«

»Mein Kopf wurde plötzlich so dumpf.«

»Schmerzen?«

»Nein, eher – keine Ahnung –, jedenfalls als ich weiterschreiben wollte, wurde mir auf einmal schlecht, urplötzlich, das können Sie sich nicht vorstellen, wie wenn man stirbt.« Er wird noch bleicher. »Da kam meine Sekretärin und hat den Notarzt gerufen. – Können wir hier mal das Fenster öffnen?«

Ich tue ihm den Gefallen, sage aber auch: »Fühlen Sie sich gerade wieder schlechter?«

Er nickt unglücklich. »Ich stehe permanent unter Strom.«

»Bis irgendwann der Blitz durchschlägt. Ihr Zusammenbruch könnte eine sogenannte Panikattacke gewesen sein, ein fulminantes Unwohlsein, bei dem nachher kein Arzt etwas feststellen kann – allerdings nur, weil sich die biochemischen Vorgänge in unserer Psyche noch nicht scannen lassen.«

Herr C nickt erleichtert, vielleicht weil ich nicht von »Einbildung« rede.

Ich frage weiter: »Haben Sie so etwas schon früher einmal erlebt?«

Er zögert, dann sagt er: »In dem Ausmaß noch nie.«

»Dann hat Ihr Gehirn die Produktion von Stresstransmittern offenbar erst in letzter Zeit angekurbelt. Eine unliebsame Entwicklung, der wir aber mithilfe der Psychotherapie entgegenwirken können. Wenn Ihnen flau ist, schlage ich zunächst Folgendes vor: Sie holen ein paarmal tief Luft und zeigen mir anschließend drei rosa Sachen hier im Raum.«

Nach ausgiebigem Schnaufen sagt Herr C: »Der Stift – die Blume auf dem Bild – und die Teetasse.«

»Sehr gut. Jetzt drei Sachen mit dem Anfangsbuchstaben P.«

Schwieriger, aber man merkt, wie ihn der Ehrgeiz packt. Er späht emsig herum, die Panik ist sichtlich auf dem Rückzug: »Hm – Papierkorb. Und Papier.«

»Och nö, gilt nicht zweimal.«

»Pilderrahmen.«

Der Schalk sitzt ihm wieder im Nacken, und darüber müssen wir lachen. Das ist ja immer das Allerbeste, wenn man wieder lachen kann. Und nun hat er auch die Aufgabe gelöst.

Lässig wirft er mir hin: »Poster, Pullover.«

»Super. Geht's Ihnen besser?«

Er nickt erleichtert.

»Das kommt daher, dass wir mit der Suchaufgabe Ihrem Gehirn die Möglichkeit gegeben haben, sich auf etwas anderes zu fokussieren. Und sobald ich Sie von den Angstgedanken abgebracht hatte, konnten Sie gut umschalten. Man merkt, dass Ihr Kopf eigentlich leistungsstark ist.«

Er nickt bescheiden.

»Aber sagen Sie mal, was setzt Sie denn so unter Stress?«

»Einfach Überarbeitung?«

»Sicher, das laugt aus. Dazu die Furcht vor Misserfolgen ... wäre das Ihr Thema?«

Verlegen erzählt er, wie er im ersten Staatsexamen mit Versagensängsten ins Schleudern kam und sein Vater, ein Richter, ihn zu den Prüfungen fahren und auf dem Parkplatz warten musste. Immerhin hatte er bestanden, sogar gut, dennoch höre ich Erbitterung, als er weitererzählt:

»Wann wächst man endlich aus solchen Kinderkrankheiten raus?«

»Wissen Sie, man verdient sein Geld nicht im Schlaf. Wer seinem Gehirn ständig besonders viel abfordert und es dann nicht pflegt ...«

Gehirnpflege! Man sieht, dass ihm der Gedanke neu ist, und ich ernte ungläubiges Lachen.

»Sie sorgen doch auch für Ihr Auto. Unser Psychomotor ist noch anspruchsvoller. – Und war sonst noch was? Wenn Sie in den letzten Jahren weitgehend Ruhe hatten, warum die Panik ausgerechnet jetzt mit Ende dreißig? Können Sie sich das erklären?«

Eifrig berichtet er, dass er bald in der Kanzlei »Partner« werde, also einer der Chefs, was zwar sein Ziel gewesen sei, fortan aber noch mehr Arbeit bedeute.

»Adel verpflichtet«, erklärt er mit schiefem Lächeln.

Strebsam ist er, das hatte ich ja schon bemerkt, aber hier blitzt auf, dass sein Selbstwert auch an althergebrachten Vorstellungen hängt, selbst wenn er es ironisch verpackt. Kein Wunder, dass er so unter Druck ist. Ich mache mir eine Notiz.

Und schließlich erwähnt er fast nebenher, dass er nach der Beförderung mit seiner zwölf Jahre jüngeren Freundin zum Altar zu schreiten gedenke.

Spannung ist ein Ganzkörper-Geschehen

Wer mit Panik zu tun hat, berichtet oft wie Herr C, dass der nervliche Anfall »urplötzlich« gekommen sei – also keine akute Belastungssituation und schon gar kein Schock eine Rolle gespielt haben. Daraus lässt sich ableiten, dass beim Betroffenen bereits gut entwickelte »Stressfabriken« im Gehirn vorhanden gewesen sind, denn ansonsten könnte die Psyche nicht ohne heftigen Anlass vom hellgrünen Bereich in den dunkelroten kippen.

Wie wir im letzten Kapitel gesehen haben, können wir durch Erwartungsangst und Vermeidungsstrategien unsere Angstproduktion geradezu »heranzüchten«.

Angst will geübt sein.

Jedes Mal, wenn wir unserer Angst nachgeben – und sie somit als »berechtigt« einstufen –, wächst unsere innere Spannung und erreicht schließlich dauerhaft ein höheres Niveau. Dies geschieht allerdings oft so schleichend, dass die Betroffenen die Veränderung gar nicht bemerken.

Wieder handelt es sich um einen Gewöhnungseffekt: Man läuft mit erhöhter mentaler Grundspannung herum wie andere mit ihrem Bluthochdruck, der ja auch oft unbemerkt bleibt, bis sich die ersten Folgeschäden zeigen. Angst spielt bei erhöhter mentaler Grundspannung oft eine entscheidende Rolle.

Um eine verbreitete Sorge in diesem Zusammenhang gleich auszuräumen: Angst führt keineswegs automatisch zum krankheitswertigen Bluthochdruck (Hypertonus).

Im Zustand der Panik misst man manchmal erhöhte Werte, meist aber nur kurzzeitig. Insbesondere der diastolische Wert, der den Druck während der Erschlaffungsphase des Herzens anzeigt, bleibt unbetroffen, denn gesunde elastische Gefäße können einen vorübergehenden Anstieg durchaus gut abfedern. Eine reine Angststörung hat zumindest über lange Zeit hinweg keine negativen Auswirkungen auf Herz und Kreislauf.

Das ist ein Trost, trotzdem darf man sich nicht darüber täuschen: ***Eine dauerhaft erhöhte Grundspannung stellt für den Organismus eine erhebliche Belastung dar.***

Nicht nur die Gehirnküche bleibt ständig aktiv. Auch das körperweit angelegte vegetative Nervensystem läuft auf Hochtouren. Es reguliert über die Ausschüttung der Hormone Adrenalin und Acetylcholin Atmung und Herzaktivität, Schweißfluss, Durchblutung, Verdauung, Sexualität, Muskeltonus und setzt, wenn übersteuert, all diese Systeme unter Feuer. Das kann zum Beispiel zur nachhaltigen muskulären Verkrampfung führen. Irgendwann geht man mit schmerzendem Rücken zum Physiotherapeuten in der Hoffnung auf Abhilfe durch Massagen und Dehnübungen. Beide sind gut und richtig. Zugleich aber muss das Kraftwerk im Oberstübchen um ein paar Grad heruntergetrimmt werden, sonst bilden sich gesundheitliche Schwachstellen im überheizten Organismus.

Von Kopf zu Körper: Stresskrankheiten

Unser Nervensystem ist mit allen anderen Organen vernetzt und beeinflusst deren Funktion. Unsere seelischen Zustände wirken sich auf unser Gesamtbefinden aus. Man nennt diesen Zusammenhang »Psychosomatik« (altgriechisch »Psyche« für »Seele«, »Soma« für »Leib«). Und nein, es ist keine Einbildung. Uns allen ist bekannt, wie stark der Körper bei akutem Stress mitreagiert. Ist die mentale Anspannung dagegen schon chronisch geworden, nehmen wir den brodelnden Kopf manchmal gar nicht mehr richtig wahr. Wir spüren nur die Störung im sogenannten »Endorgan« – dem geplagten Körperteil, das vielleicht gut funktionieren würde, wenn nicht immer Druck von oben käme. Psychosomatische »Herde« können sich an vielen Stellen bilden.

Das kann im Hals-Nasen-Ohrenbereich sein (zum Beispiel Zungenbrennen, Nebenhöhlenschmerzen, Kloßgefühl, Heiserkeit, Tinnitus, Schwindel), an der Haut (Akne, Neurodermitis), dem Bewegungsapparat (Beschwerden in Schulter, Rücken, Steißbein, Fußsohlen, Ischias, Wadenkrämpfe), Unterleib (Blase, Sexualorgane), oder es entsteht Kopfschmerz, um einige typische zu nennen. Besonders empfänglich ist der Verdauungsbereich: Beim einen entwickelt sich ein Reizdarm, beim anderen Sodbrennen. Dann müht man sich mit Tropfen, Ernährungsumstellung oder Kräutertees um Besserung.

Gewiss ist es zunächst vernünftig, auf Schonkost auszuweichen. Behalten Sie dabei aber bitte im Auge, dass das Problem nicht unbedingt allein vom fettigen Essen kommt. Unser Stresslevel muss gesenkt werden, sonst bleibt der Darm in Aufruhr.

Man kann es nicht deutlich genug sagen:

Schmerzen haben ihren Ursprung nicht immer ausschließlich in der Körperregion, in der man sie fühlt.

Natürlich wird man jedes Mal genau untersuchen, ob etwas mit der Wirbelsäule, den Füßen et cetera nicht stimmt. Wenn sich dort aber nichts Eindeutiges findet und dennoch gravierende Beschwerden bestehen, sind mentale Spannungszustände mindestens als Mit-Ursache zu vermuten.

Das ist manchmal schwer zu glauben, und dann höre ich in der Praxis: »Ich habe doch kein Kopfweh, sondern Schmerzen beim Sitzen!«

Aber denken Sie an Ihren guten, alten Bauch, wie der sich meldet, wenn Ihnen eine Aufregung, zum Beispiel eine Prüfung, bevorsteht. Da haben Sie auch kein Kopfweh, müssen aber rennen und wissen genau, warum: nicht, weil der Darm krank wäre, sondern weil er angstbedingt mitreagiert.

Greift eine Therapie, dann gilt die gute Nachricht:

Alle psychosomatisch in Mitleidenschaft gezogenen Körperbereiche erholen sich spürbar, sobald es gelingt, die nervliche Spannung zu senken.

Zu diesem Zweck gibt es bewährte Methoden, die wir uns später in diesem Kapitel noch eingehend anschauen.

Die besondere Folter namens Panikattacke

Die Seele hilft sich bei anhaltender Hochspannung oft selbst. Tränen- oder Zornausbrüche können befreiend wirken. Allerdings würden sich manche Menschen nie derart »hinreißen« lassen: Herr C zum Beispiel musste sich Anfälle von Wut oder Kummer als Anwalt verkneifen. Aggressionen werden in diesem Beruf zwar gelebt, doch nur kontrolliert und zielgerichtet auf den juristischen Gegner. Weinen kommt hingegen nicht infrage, weil man sich dadurch der Schwäche verdächtig macht.

Vielleicht herrschte ein ähnliches Klima schon im Elternhaus. Wo aber geeignete Überdruckventile fehlen, besteht die Gefahr, dass sich die angestaute Spannung, sobald sie einen kritischen Wert erreicht, notgedrungen einen anderen Weg sucht – und am Ende über die Kanäle der Angst abfließt. Und was zunächst noch ein Tröpfeln ist, hat dann irgendwann die Wucht, auch Dämme einzureißen und sich körperlich sehr unangenehm bemerkbar zu machen.

Nun wäre es zweifellos verkehrt, die eigenen Krisen gewohnheitsmäßig in Form von Wutanfällen an anderen auszulassen. Auch will man seine Tränen möglichst nicht in der Teamsitzung zeigen. Aber richtig dosiert ist es gesund, sich abzureagieren und Entlastung zu schaffen.

Sonst kommt es womöglich zu scheinbar unerklärlichen Panikattacken und die bewirken das Gegenteil: Nach seinem Zusammenbruch fühlte Herr C sich noch viel schlechter. Er wusste nicht, wie er das Geschehen einordnen sollte. Als sich seine ursprüngliche Verdachtsdiagnose beim Arztbesuch nicht bestätigte, war er obendrein beschämt.

Dabei stimmt es:

Panik fühlt sie sich nicht immer wie Angst an, sondern oft wie ein Herzinfarkt oder Schlaganfall.

Dann ist es, als würde man auf der Stelle sterben. In jedem Fall sind die Betroffenen zutiefst verstört, weil sie die Panik wie Folter gefühlt haben: Es tut buchstäblich weh, derart in Panik zu geraten.

Die Bezeichnung »Panik« leitet sich vom antiken Hirtengott, dem bocksfüßigen Pan ab, der sich in der Wildnis und besonders mit seiner eigenen Wildheit – also der *Natur* – wohlfühlte, während der nach *Kultur* strebende Mensch beides fürchtet, Wildnis und Wildheit.

Das Kernproblem bei der Panikstörung ist die enorme Tendenz, dass sich die Problematik aufschaukelt. Was ich damit meine? Wer erstmals so eine Panikattacke erlebt hat, fürchtet sich unweigerlich davor, dasselbe noch einmal durchleiden zu müssen. Das ist eigentlich bei allen Krankheiten so. Wer beispielsweise einmal eine Gürtelrose gehabt hat, möchte keine zweite. Wird eine Gürtelrose aber gleich neu ausbrechen, nur weil uns vor ihr graust? Selbstverständlich nicht.

Wenn man jedoch Angst vor der Angst hat – dann ist sie ja schon wieder da, die böse Angst, und droht, sich zum nächsten Großereignis auszuwachsen.

So sorgt die erste Panikattacke bereits für die zweite. Und solange man keine energischen Gegenmaßnahmen ergreift, könnte es lange so weitergehen. Viele Betroffene sind schrecklich gebeutelt, fürchten gar »wahnsinnig« zu werden.

Das ist unbegründet, denn anders als bei Erkrankungen aus dem schizophrenen Formenkreis bleibt hier immer ein stimmiges Gefühl des eigenen Ichs erhalten. Aber das wachsende Entsetzen, das mit der Panikstörung einhergeht, kann dazu führen, dass man sich völlig zurückzieht, das Selbstvertrauen verliert und trotz gegenteiliger Aussagen der beteiligten Ärzte mit dem Schlimmsten rechnet.

Herr C sah die Ursachen seiner Anspannung zunächst in der Arbeit und lag damit sicher nicht ganz falsch. Unser Ehrgeiz verleitet uns manchmal dazu, mehr zu tun, als für unsere Gesundheit gut ist.

Wahrscheinlich wollte Herr C auch dem erfolgreichen Vater imponieren. Und dann war da noch die bevorstehende Heirat mit Ende dreißig. Ob er diesen Schritt bisher unbewusst verzögert hat? Aus Erfahrung wissen wir Therapeuten, dass manche Männer, die sich nicht ausreichend von den Eltern emanzipiert haben, unbewusst die neue Bindung an eine Ehefrau scheuen.

Lauter interessante Fragen, denen wir therapeutisch nachgehen werden. Aber zuallererst braucht Herr C ein paar hilfreiche Techniken im Umgang mit der Panik.

Frühwarnsignale

In Gebäuden sind Brandmelder Pflicht. Etwas Ähnliches brauchen wir, wenn uns der Kopf raucht. Psychische Spannung kann man nicht wie Fieber einfach mit dem Thermometer messen. Man sollte meinen, dass man doch wohl rechtzeitig merkt, wenn die Spannung steigt. Doch dem ist leider nicht so.

Spannung macht uns auf seltsame Weise betriebsblind.

Deshalb sollten wir zunächst unsere Selbstwahrnehmung verbessern. Wichtig ist dabei, dass wir uns nicht etwa unausgesetzt mit Argusaugen beobachten, denn das macht eher nervös. Doch wer Frühwarnsignale erkennen lernt, der kann rechtzeitig gegensteuern.

Wie gehen wir vor? Wir vergegenwärtigen uns zunächst, dass sich unsere psychische Spannung auf fünf verschiedene biologische Bereiche auswirkt, nämlich auf

1. Gefühle
2. Körper
3. Wahrnehmung
4. Gedanken
5. Verhalten

Außerdem teilen wir die Intensität unserer Spannung grob in drei Bereiche ein:

1. Grüner Bereich – eine förderliche Spannkraft, dank der wir mit unseren Tätigkeiten gut vorankommen.

2. Gelber Bereich – eine deutlich erhöhte Spannung, bei der wir Missbehagen verspüren, mit unserer Tätigkeit aber fortfahren können.

3. Roter Bereich – eine extreme Spannung, die so starke Störsymptome bewirkt, dass wir unsere Tätigkeit abbrechen müssen.

   Mit »Tätigkeit« ist nicht nur Arbeit gemeint, sondern ich beziehe hier bewusst soziale und familiäre Aktivitäten mit ein. Wie wir im zweiten Kapitel bei der schüchternen Frau B gesehen haben, kann schon eine Party, bei der wir mit verschiedenen Leuten plaudern sollen, ziemlich stressig sein.

Anhand dieses Schemas machen wir uns klar, welche typischen Spannungsanzeichen oder Symptome bei uns persönlich in welchem der drei Bereiche auftauchen.

Anzeichen für Spannung im grünen, gelben und roten Bereich

Beispiel 1: Der ehrgeizige Herr C

Grüner Bereich:

1. Gefühle: Motiviert, zuversichtlich.
2. Körper: Warm, leicht.
3. Wahrnehmung: Klar, umfassend.
4. Gedanken: »Das kriege ich hin.«
5. Verhalten: Flüssig arbeitend.

Gelber Bereich:

1. Gefühle: Besorgt, unlustig.
2. Körper: Verkrampfte Schultern, Pulsanstieg.
3. Wahrnehmung: Vorwiegend auf unangenehme Eindrücke von innen (dumpfer Kopf, leichte Übelkeit) und außen (komplizierte Akten) gerichtet.

4. Gedanken: »Ob ich das schaffe?« oder gleich: »Das schaffe ich nicht.«
5. Verhalten: Hektisch, umständlich.

Roter Bereich:

1. Gefühle: Panik, Ohnmacht.
2. Körper: Arm eingeschlafen, Herzrasen.
3. Wahrnehmung: Nur noch auf unangenehme innere, also körperliche Eindrücke gerichtet (Kopf, Bauch).
4. Gedanken: »Ich bekomme einen Schlaganfall!«
5. Verhalten: Notarzt rufen.

Vielleicht ist Ihnen auf Anhieb gar nicht klar, wie es Ihnen im gelben und grünen Bereich ergeht, weil Sie darüber noch nie nachgedacht haben. Der spektakuläre rote Bereich allerdings kann unserer Aufmerksamkeit nicht entgehen, dazu sind die Merkmale bereits zu heftig. Darum rollen wir das Problem jetzt einmal von hinten auf und überlegen zuerst, was im roten Bereich los ist:

Beispiel 2: Die schüchterne Frau B

Roter Bereich:

1. Gefühle: Panik, Verzweiflung.
2. Körper: Drehschwindel, Schweißausbruch.
3. Wahrnehmung: Nur noch auf unangenehme körperliche Eindrücke gerichtet – oder gar keine Wahrnehmung mehr.
4. Gedanken: »Ich kippe gleich um!« – oder gar kein Gedanke mehr.
5. Verhalten: Flucht, am liebsten ins Bett. Oder Unterstützung suchen bei einem Helfer.

Gelber Bereich:

1. Gefühle: Beklommen, ängstlich.
2. Körper: Feucht-kalte Hände, Darmkrämpfe.
3. Wahrnehmung: Fokussiert auf unangenehme Eindrücke von innen (Hände, Bauch) und außen (andere Leute, die munter schwatzen, während man selbst stumm dasteht).
4. Gedanken: »Ich passe hier nicht hin.« Oder gar: »Die wollen mich nicht.«
5. Verhalten: Kontakt-Vermeidung in Form von Schweigsamkeit, gesenktem Blick. Hinweis: Sobald der Wunsch nach Vermeidung auftritt, befindet man sich mindestens im gelben Bereich.

Grüner Bereich:

1. Gefühle: Interessiert, bereitwillig.
2. Körper: Warm, geschmeidig.
3. Wahrnehmung: Klar, umfassend.
4. Gedanken: »Das mache ich jetzt.«
5. Verhalten: Engagiert teilnehmend.

Übung: Meine fünf Kategorien – die Feuermelder

Sie haben jetzt sicher einen Eindruck bekommen, was Sie jeweils für sich notieren könnten. Bitte nehmen Sie Papier und Schreibzeug. Denken Sie in Ruhe nach – und notieren Sie für jeden Bereich von Rot bis Grün Ihre Reaktionsweisen in allen fünf Kategorien. So können Sie herausfinden, über welche individuellen Abstufungen ein Spannungsanstieg bei Ihnen persönlich erfolgt.

Manchmal entstehen Mischbilder: Vielleicht haben Sie eines der roten Merkmale – beispielsweise den Schwindel – auch schon im gelben Bereich bei sich verspürt? Die anderen gelben Merkmale müssen dann aber weniger deutlich ausfallen, wenn Sie diese Einordnung vornehmen.

Worum es mir hier geht, ist die Erkenntnis: Es gibt einen Spannungsbereich zwischen rot und grün und dort lässt sich am erfolgreichsten intervenieren.

Im grünen Bereich braucht man nichts zu unternehmen, das ist der Wunschbereich. Im roten ist es zu spät, da rollt die Lawine schon.

Aber die gelben Symptome sind unsere Frühwarnsignale, unsere »Feuermelder«.

Welches Symptom des gelben Bereichs macht sich bei Ihnen am deutlichsten bemerkbar? Sind es zum Beispiel die kalten Hände oder erste Angstgedanken? Unterstreichen Sie auf Ihrem Blatt Ihr eindrücklichstes Frühwarnsignal und notieren Sie sich folgende Anweisung:

»Achtung bei kalten Händen! Spannung im gelben Bereich! System regulieren!«

Schauen wir uns einmal gemeinsam an, wie man das macht. Wie können wir Einfluss nehmen auf unsere Reaktionen?

Den Spuk vertreiben mit Präsenz und Achtsamkeit

Manchmal befinden wir uns in einer kritischen Lage, müssen schwierige Situationen meistern oder haben einfach längere Zeit intensiv gearbeitet. Dann steigt unsere Spannung. Zuweilen werden wir aber auch ohne äußeren Anlass nervös, da muss noch gar nicht viel passiert sein.

Wir Menschen mit unserer großen Vorstellungskraft sind geistig nicht nur mit der Gegenwart, sondern auch mit Zukunft oder Vergangenheit beschäftigt. Und wenn uns dann einfällt, was alles schon schlecht gelaufen ist oder noch schlecht laufen könnte, dann steigt die Spannung – das ist allein ein Ding unserer Fantasie. Auf solche hausgemachten Effekte können wir verzichten.

Und selbst bei echtem Stress möchten wir, wo es irgend geht, dafür sorgen, dass unser Kopf klar bleibt. Eine elementare Ressource, die uns bei der Spannungsregulation und ganz generell bei der Realitätsbewältigung hilft, ist die Präsenz: So nennen wir den mentalen Zustand, in dem wir umfassend das Hier und Jetzt wahrnehmen und weder geistesabwesend noch in Fantasiewelten versunken noch ausschließlich mit einzelnen negativen Details der Realität beschäftigt sind.

Wenn es Probleme gibt, wollen wir die Probleme wahrnehmen, um sie allmählich einer Lösung zuzuführen.

Wenn es Ressourcen gibt, wollen wir aber auch die Ressourcen erkennen, um sie zu nutzen.

Sehr oft geht es darum, überhaupt etwas vom Außen wahrzunehmen, statt uns nur auf den eigenen Puls, die eigenen feuchten Hände oder, noch schlimmer, die eigenen Horrorfantasien zu fokussieren. Wenn sich gelbe Frühwarnsignale einstellen, obwohl die Situation in Wahrheit nicht akut bedrohlich ist, verrät das immer, dass wir von der alltäglichen Außen- in unsere angstgetönte Innenwelt abgleiten. Dem können wir durch Präsenzübungen entgegenwirken: Dazu richten wir unsere Wahrnehmung gezielt auf unspektakuläre äußere Reize, die auf das Gehirn eine neutralisierende Wirkung haben.

Fünf kleine Präsenzübungen

1. Farben im Raum suchen: zum Beispiel drei orange oder lila Gegenstände.
2. Drei Sachen mit einem bestimmten Anfangsbuchstaben.
3. Drei harte und drei weiche Sachen.
4. Wie viele Leute in der Runde tragen Schmuck?
5. Auf drei verschiedene Geräusche lauschen.

Für den ehrgeizigen Herrn C heißt das: Er sollte nicht permanent nur den Aktenberg fokussieren oder an die Hochzeit denken, sondern zwischendurch zum Beispiel die Stifte auf dem Schreibtisch zählen. Oder zuschauen, wie der Uhrzeiger sich der Mittagsstunde nähert.

Für die schüchterne Frau B heißt das: Nicht nur auf die palavernden Leute starren, sondern auch das leckere Büffet ansehen. Frau B sollte sich etwas aussuchen, was sie mag und bei jedem Bissen den Geschmack wahrnehmen. Spricht sie dann der Gastgeberin Lob aus, ist sie schon mitten in einem Gespräch angekommen.

Jetzt zu einer weiteren wichtigen Tatsache, die wir für unsere mentale Selbstregulation nutzen können: Unser Gehirn kann nicht gleichzeitig Emotionen produzieren ***und*** logisch denken. Eigentlich altbekannt: Gefühle trüben die Sachlichkeit, und umgekehrt vertreibt die Sachlichkeit manches Gefühl. Diesen Antagonismus können wir nutzen, indem wir unser Gehirn bei Bedarf bewusst »umschalten«.

Konkret heißt das:

Wenn wir emotionale Frühwarnsignale bemerken, sollten wir für einen Moment ganz bewusst auf logisches Denken umschalten.

Wir können uns beispielsweise eine Rechenaufgabe stellen. Versuchen Sie es: Sobald wir das große Einmaleins vor- oder rückwärts rechnen, flaut ein Gefühlssturm automatisch ab. Kopfrechnen lässt sich – genau wie die geistige Haltung der Präsenz – jederzeit unauffällig nutzen und führt zur raschen geistigen Überstimulierung.

Beide Techniken sind zudem kombinierbar: Menschen, die Angst vor einem Schwächeanfall im Supermarkt haben, können zum Beispiel erst die Preise der Waren bewusst wahrnehmen und danach ausrechnen, was zwei Päckchen Butter kosten. So gelangt man zurück ins nüchterne Hier und Jetzt.

Als wichtige Ergänzung zur Präsenz benötigen wir außerdem Achtsamkeit. Das Konzept der Achtsamkeit beruht auf der Annahme, dass es gut ist, wenn wir innere und äußere Vorgänge manchmal achtsam begleiten, statt immer nur blindlings durch den Tag zu preschen.

Achtsamkeit hilft unseren inneren Systemen, ihr Gleichgewicht wiederzufinden.

Bei achtsamer Behandlung reguliert sich unser Körper (einschließlich der Psyche) oft aus eigener Kraft, oder aber wir werden gewahr, wo wir ein wenig nachhelfen können.

Nehmen wir unsere Gedanken: Wenn wir merken, dass wir nur negative Ideen ausbrüten, gleich ob sie uns selbst oder anderen gelten, sollten wir gegensteuern und die Situation ganz bewusst nach positiven Aspekten abfragen.

Oder körperlich: Wenn wir merken, dass wir starr werden, sollten wir uns ausschütteln, erst den einen Arm, dann den anderen. Verspüren wir aber Schlaffheit, sind Recken und Strecken angesagt.

Achtsamkeit nutzt uns nicht nur im akuten Spannungsmoment, sondern trägt dazu bei, dass wir uns von vornherein vor ungesunder Überforderung schützen. Dazu gehört auch, dass wir unsere

Kraft sorgfältig einteilen, auf Müdigkeit, Hunger, Durst oder den Bewegungsdrang achten und nach Möglichkeit für Abhilfe, Ausgleich und sportliche Übungen sorgen.

Fünf kleine Achtsamkeitsübungen

1. Wenn der Atem unruhig geht: Holen Sie bewusst tief Luft, zwei-, dreimal. Dann spüren Sie dem Atemprozess für ein paar Züge achtsam nach. Erlauben Sie sich Ungleichmäßigkeiten, lassen Sie den Atem einfach fließen. Lassen Sie eventuelle unliebsame Gedanken ebenfalls unkommentiert durch den Kopf ziehen. Wer Zeit hat: Zählen Sie beim Ein- und Ausatmen mit, immer bis zehn, dann von vorn. Die Übung fünf Minuten machen.

2. Wenn die Hände kalt sind oder zittern, hilft es, achtsam in die Hände hinein zu spüren: Wie fühlen sich die Hände an? Bewerten Sie nicht, spüren Sie einfach den Empfindungen nach. Finden Sie beschreibende Worte. Wenn sich durch die Beobachtung etwas ändert, benennen Sie, wie sich die Veränderung anfühlt.

3. Wenn Schwindel kommt: Spüren Sie achtsam in den Schwindel hinein. Wie fühlt sich der Schwindel an? Bewegen Sie leicht den Kopf und verstärken Sie Ihre Wahrnehmung. Sie sind wach und neugierig wie ein Forscher. Verändern die vorsichtigen Bewegungen das Schwindelgefühl?

4. Nehmen Sie Angstgedanken achtsam wahr und fügen Sie wahrheitsgemäß hinzu: »Das ist ein von mir erdachter Angstgedanke. Nicht mehr und nicht weniger.«

5. Halten Sie bei hektischem Hantieren einen Moment inne, nehmen Sie achtsam die Situation wahr und benennen Sie, welche drei Handlungen Sie als Nächstes tun wollen. Denken Sie dabei in ***kleinen*** Schritten. Dann heißt es nicht: »Angebot erstellen – Kunden kontaktieren – Geschäft abschließen«, sondern: »Unterlagen zur Erstellung des Angebots heraussuchen – sichten – sortieren«.

Für Herrn C bedeutet dies: Er beobachtet achtsam und nimmt den Moment war, in dem sich ihm »der Kopf zuzieht«. Dann darf er eine Pause machen und seine Wahrnehmung auf etwas richten, das außerhalb seiner selbst, aber auch seiner Probleme liegt.

Für Frau B würde Achtsamkeit heißen: Wenn der Gedanke an mögliche Peinlichkeiten auftaucht, sollte sie sich bewusst machen: »Das ist ein von mir erdachter Angstgedanke.« Und dann fällt ihr vielleicht ein, dass sie in letzter Zeit auch andere Gedanken hatte, etwa den Wunsch, ihrer Freiheit zuliebe einfach mal eine Kleinigkeit zu riskieren.

Wenn wir achtsam und präsent mit uns und der Realität umgehen, werden wir zwar immer noch Höhen und Tiefen durchlaufen. Aber die Gefahr, dass wir dabei vor Angst ins Taumeln geraten, ist deutlich verringert.

Wohltuende Anker und Worte

Kinder bringen zur Klassenarbeit ihr Stofftier mit, weil sie sich dann wohler fühlen. Das Stofftier kann zwar nicht rechnen, sieht aber niedlich aus, fühlt sich flauschig an und weckt auf diese Weise angenehme Empfindungen, die die Furcht vertreiben.

Tatsache ist: Unsere Psyche reagiert nicht nur auf wichtige Menschen und Erlebnisse, sondern auf alle möglichen Dinge. Die können ganz nebensächlich sein, sind aber vielleicht mit positiven oder negativen Gefühlen verknüpft. Diesen Effekt kann man therapeutisch nutzen:

Gegenstände, die uns gefallen und deshalb unsere Wahrnehmung aus der Reserve locken, nennt man »Gegenwartsanker«.

Ein Gegenwartsanker ist ein Reiz, der wohltuende Emotionen in uns wachruft. Diese helfen, unliebsame Eindrücke auszugleichen, die es leider auch gibt.

Ein Beispiel: Unser E-Mail-Fach quillt morgens gleichsam über vor Anfragen. Wir sehen das, und gleich entsteht Stress. Unwillkürlich schaltet man halb ab (ein mentaler Zustand, der in der Fachsprache »Dissoziation« genannt wird), um dem aus dem Weg zu gehen. Im unaufmerksamen Zustand reduziert sich allerdings die Leistungsfähigkeit. Wir kommen nicht mehr richtig voran und erschrecken am Ende des Tages noch mehr, weil wir in Rückstand geraten sind. Oder wir zwingen uns zum Hinsehen und Arbeiten, haben aber die ganze Zeit miese Gefühle und zum Schluss einen steifen Hals.

Was wir zur Abmilderung unserer Stressreaktion dringend brauchen, sind positive Eindrücke, die in der Gehirnchemie für eine Ausschüttung von Wohlfühltransmittern sorgen.

Wir brauchen Gegenwartsanker.

Bestimmt haben Sie in dieser Hinsicht schon ein bisschen vorgesorgt. Auf Ihrem Schreibtisch warten nicht nur der Computer und Ihr Terminkalender, sondern auch Ihre Lieblingstasse und ein Familienfoto. Sie brauchen gar keinen Schreibtisch, weil Sie als Handwerker durch die Gegend reisen oder als Lehrerin vor der Klasse stehen? Okay, dann suchen Sie sich einen Gegenwartsanker für die Hosen- und Kitteltasche: Irgendeine Kleinigkeit, die Sie aufbaut, als Schlüsselanhänger oder Handschmeichler, Schmuck- oder

Kleidungsstück. Dieser Gegenstand wird für Sie ein Anker, der Ihre Wahrnehmung anschaltet und Ihr Gehirn angenehm berührt.

Bedenken Sie aber, dass auch hier der Gewöhnungseffekt eintritt: Irgendwann wirkt das Altbekannte nicht mehr so ausgleichend auf Ihren Gefühlshaushalt. Deshalb besorgen Sie sich bitte hin und wieder etwas hübsches Neues. Wir glauben natürlich nicht, dass so ein Glücksbringer magische Kräfte hat. Aber er wirkt ausgleichend auf uns. Sehen wir ihn an, befühlen wir ihn, dann pflegen wir unsere Seele mit angenehmen Eindrücken. Ebenso wichtig sind gute Worte. Nicht nur für andere und von anderen, sondern von uns und an uns selbst.

Wenn Sie morgens vor dem Spiegel stehen, widmen Sie sich nicht nur Ihren Locken oder Bartstoppeln. Schauen Sie sich eine Minute lang richtig ins Gesicht. Muntern Sie sich auf, sprechen Sie vernehmlich und nutzen Sie die Ich-Form:

»Ich verdiene ein Lob dafür, dass ich wieder pünktlich aufgestanden bin.«
»Heute sehe ich gut aus.«
»Ich ziehe meinen schönen Pulli an.«
»Ich mach das schon.«

Wenn wir stressige Zeiten voraussehen, brauchen wir erst recht ein Schulterklopfen:

»Nur die Ruhe, Schritt für Schritt.«
»Ich bin gut vorbereitet.«
»Ich lasse den Tag auf mich zukommen.«
»Jetzt bringe ich's hinter mich.«

Manchmal nutzt eine Prise schwarzer Humor:

»Ich gewinne immer, zumindest an Erfahrung.«
»Solang keiner stirbt …«
»Nicht vordrängen.«
»Gibt blödere Typen als mich.«

Stressintensive Reizthemen wären bei diesem Selbstgespräch aber fehl am Platz. Wir wollen uns nicht ärgern, sondern unsere Tatkraft und Zuversicht stärken. Ansonsten gilt: Was wir morgens im Bad zu uns selbst sagen, geht nur uns an, da müssen wir nicht bescheiden oder politisch korrekt sein. Finden Sie heraus, was Ihnen guttut, und knausern Sie nicht mit Zuspruch. Wenn Sie Ihren Tag frohgemut starten, ist das ein Segen für Sie und alle, die Ihnen begegnen.

In trostbedürftigen Momenten:

»Künstlerpech.«
»Kann jedem passieren.«
»Geht nicht nur mir so.«
»Wird nicht so heiß gegessen, wie's gekocht wird.«

Abends können Sie sich diese Belohnung zusprechen:

»Ich habe den ganzen Tag gute Arbeit geleistet.«
»Und jetzt ein dickes Käsebrot auf der Couch.«
»Ich bin ein Stück weiter.«
»Jedenfalls wurde gelacht.«

Kapitel 4

Ganz von der Rolle vor lauter Kontrolle

»Und dann habe ich die Autobahnpolizei alarmiert.«

Frau D kommt zum Erstgespräch, schaut aber beim Eintreten an mir vorbei in den verregneten Garten und murmelt: »Hoffentlich schneit's nicht. Es könnte noch Schnee geben.«

Ich mag Schnee, zumindest im Advent, aber wir haben erst Mitte November und fünf Grad plus. Also äußere ich mich beschwichtigend und bitte die Patientin, Platz zu nehmen. Sie nestelt an ihrer Handtasche. Ich beginne mit meinen üblichen einleitenden Worten.

Frau D unterbricht: »Tut mir Leid, Moment bitte.« Sie zieht ihr Smartphone hervor, duckt sich und beginnt zu scrollen. »Ich warte darauf, dass meine Tochter sich meldet.«

»Was ist mit ihr?«

»Sie fährt heute nach Hamburg. Mit dem Auto, bei diesem Wetter.« Frau D starrt unglücklich auf den Bildschirm. »Nein, da ist nichts … sie muss doch schon mindestens … vielleicht steht sie im Stau. Bei Stau könnte sie mir eine WhatsApp schicken, oder ist das auch verboten? Warten Sie noch einen Moment bitte, ich schaue in der Verkehrsinformation nach.«

Ich halte es nicht mehr aus und grätsche dazwischen: »Hallo! Jetzt bin ich mal dran mit: Moment, bitte! Darf ich fragen, was Sie zu mir führt?«

»Gleich, gleich«, sie scrollt weiter.

Ich merke: Wenn ich hier Aufmerksamkeit wecken will, muss ich mir etwas einfallen lassen. Okay, kleiner Zaubertrick: »Dann wage ich eine Blitzdiagnose: Angststörung.«

Sie zuckt ertappt zusammen: »Wie kommen Sie auf sowas?«

»Na, weil Sie so unruhig in Ihrem Handy herumsuchen – das sieht mir nach Ängsten aus.«

Frau D blickt mich zum ersten Mal voll an, zwischen Schreck und Überraschung schwankend. »Das behaupten die anderen! Meine Tochter sagt immer, du musst zur Therapie!«

»Und jetzt sind Sie hier. Mehr gezwungenermaßen oder weil Sie selbst das Gefühl haben, es sollte sich etwas ändern?«

»Ich habe solches Herzklopfen, das ist wahr, und ich mache mir auch Sorgen, aber die sind ja nicht aus der Luft gegriffen. Sie wissen ja, was jeden Tag alles passiert.«

»Wie alt ist Ihre Tochter?«

»Fünfunddreißig.«

»Sie bitten sie immer, sich zu melden und gut auf sich aufzupassen?«

»Ja.«

»Und wie funktioniert diese Sicherheitsstrategie?«

Frau D tippt bereits wieder in wachsender Panik auf dem Handy herum. »Man wird ja nicht ernst genommen! Stattdessen heißt es, du bist verrückt! Ist das zu viel verlangt, eine kurze, kleine Nachricht, damit es mir besser geht?«

»Könnte aber doch sein, dass Sie sich zu sehr verrückt machen, wie man so sagt, oder? Bedenken Sie, wie schlecht Sie sich gerade fühlen, nur weil Ihre Tochter noch nicht Laut gegeben hat. Dabei ist sie mit fünfunddreißig kein Kleinkind. Was halten Sie von diesem Vorschlag: Eins unserer Behandlungsziele könnte sein, dass Sie es schaffen, mit solchen Situationen angstfreier umzugehen. Denn was wollen Sie sonst tun, wenn Ihre Tochter sich wieder mal nicht meldet?«

Da tritt ein gewisses Funkeln in Frau D's Augen: »Das letzte Mal habe ich die Autobahnpolizei alarmiert.«

»Wenn du nicht anrufst, mache ich mir Sorgen!«

Eigentlich ist das ein liebevoller Satz. Sagt man ihn aber zu oft, wirkt er bedrängend. Menschen, die unter Ängsten vor Krankheit und Unfällen leiden, fürchten nicht nur um sich selbst, sondern auch um ihre Bezugspersonen. Sobald sie die Familie nicht vor Augen haben, entwickeln sie Fantasien: Das Leben ist voller Gefahren und was, wenn gerade meinem Kind oder Ehepartner etwas zustößt? Die Angst schreit nach Beruhigung, und nichts hilft da besser als ein Lebenszeichen. Jedenfalls wirkt es in der ersten Minute beruhigend. Aber kaum ist das Telefonat vorüber, wächst schon wieder das Unbehagen. Denn wenn auch heute alles gut gelaufen ist, morgen geht der Hexentanz von vorne los. Man versteht, dass sich der von Angst gequälte Mensch nach Erlösung sehnt, und möchte nicht hartherzig sein. Mit der Zeit allerdings merken die Angehörigen, dass viele Besorgnisse überzogen und rationalen Argumenten seltsam unzugänglich sind.

Dies weckt Beklommenheit und quälende Fragen: Warum ist meine Mutter so überängstlich? Warum versteht sie nicht, dass man das Wetter oder die Autobahn hinnehmen muss, wie sie sind? Warum traut sie mir nicht zu, dass ich mit den Herausforderungen des Alltags zurechtkomme?

Frau D's Tochter hatte offenbar die Geduld verloren. Sie war beruflich eingespannt und empfand das hohe Kontaktbedürfnis der

Mutter als anstrengend. Ähnliche Probleme kommen zwischen Partnern vor: Wenn man mal zwei Stunden später von der Arbeit kommt, weil man noch ein bisschen shoppen war – wer will dann zur Rede gestellt werden? Was in den Augen der Angehörigen wie Haustyrannei aussieht, ist in Wahrheit oft die Folge von Angst.

Der arme Wartende hat sich Schrecknisse ausgemalt und ist dann empört, dass man ihn wegen zwei Einkaufstüten so hat leiden lassen.

Ängstliche Menschen treten nicht immer bittend und flehend auf. Manche verfallen in einen Kommandoton, weil sie, überzeugt von der Rechtmäßigkeit ihrer Bedenken, die anderen zur Einsicht bekehren wollen. Sie klingen auch deshalb so barsch, weil sie von der Angst im Nacken selbst schwer bedrängt werden.

Frau D's Tochter hatte bereits durchschaut, dass mit der psychischen Gesundheit ihrer Mutter etwas nicht stimmte. In anderen Familien bleibt die ursächliche Angst lange unerkannt, zumal die Patienten sich ja selbst zunächst nicht für krank halten. Zur Krankheitseinsicht kommt es bei vielen Betroffenen erst, wenn sich Symptome wie Panikattacken oder starkes Rückzugs- und Vermeidungsverhalten einstellen.

Bis dahin hat die unterschwellige Angst aber oft zu einem harten Regime geführt. Die zu Vorsicht und Zurückhaltung genötigten Angehörigen fühlten sich eingeschränkt und drangsaliert. Kein Wunder also, wenn Konflikte ausbrechen.

Am Ende heißt es: Wer ist stärker? Der Angstpatient, der mit Appellen an die Liebe, Vorwürfen und nicht zuletzt seinem ja real vorhandenen Leiden Druck ausübt? Oder die Angehörigen, die sich schleichend oder abrupt entziehen, sei es mit Gewissensbissen oder im Groll?

In beiden Fällen kommt es auf Umwegen genau zu dem, was der ängstliche Mensch so sehr gefürchtet hat: Am Ende nimmt die

Beziehung Schaden, zerbricht womöglich oder verliert jedenfalls an Vertrauen und Wärme.

Die Ressource des Symptoms

Ängstliche Menschen möchten ihre Lieben nicht vergraulen, sondern im Gegenteil verhindern, dass ihnen etwas zustößt. Viele leiden unter Verlustangst, und deshalb passen sie auf.

Eine solche Habachtstellung ist strapaziös, sodass sich die Anspannung noch vermehrt. Doch der ängstliche Mensch nimmt alle Mühen auf sich, um des hehren Zieles willen: Er möchte die bösen Schicksalsgötter kontrollieren und von Untaten abhalten. Da kann man nicht wachsam genug sein, auch wenn es den Schlaf kostet. Begreiflich, dass Frau D über Herzklopfen klagt: Sie hat sich mit den höheren Mächten einen starken Gegner gewählt. Sie kontert aber auch mit starken Verbündeten: der Autobahnpolizei.

Frau D's Tochter würde vielleicht sagen: »Meine Mutter will nicht das Schicksal kontrollieren, sondern mich.«

Tja, der Gedanke ist nicht völlig aus der Luft gegriffen. Verlustangst bedeutet nicht nur, dass man fürchtet, der Angehörige könnte sterben. Nein, man möchte konkrete Nähe, Hilfe, Zärtlichkeit. Was hat man schon davon, wenn das Kind quicklebendig ist, aber an fernen Küsten weilt? Andererseits will niemand um Zuwendung betteln.

Frau D ist lang genug auf der Welt, um zu wissen, dass Liebe sich nicht erzwingen lässt. Doch sie appelliert an die Kindespflicht und versteckt sich dahinter: Eine besorgte Mutter darf man nicht hängen lassen. Frau D zieht aus ihren Krankheits- und Unfallängsten die Berechtigung, von ihrer Tochter ständige Verfügbarkeit zu fordern.

Angst bietet bei aller Pein auch einen stillen Nutzen. Diesen Nutzen nennt man die Ressource des Symptoms.

Wer viel misst, misst viel Mist

Im Laufe unserer Zusammenarbeit erzählte Frau D mir von ihrer Kindheit mit einem gewalttätigen Vater und einer Mutter, die Trost im Alkohol suchte. Von daher lässt sich verstehen, dass sie von Kindheit an mit Verlustängsten und Katastrophenideen kämpfte. Auch ihre Tochter sah den Zusammenhang und empfand Mitgefühl, aber sie hatte ja ganz recht, wenn sie sagte: »Heute sind andere Zeiten, und du musst aufhören, dich so zu fürchten wie damals als Kind.«

Mit dieser klaren Ansage tat sie der Mutter einen größeren Gefallen, als wenn sie sich dem Diktat der Angst unterworfen und ständig parat gestanden hätte. Angst erfordert Mut – manchmal auch bei den Angehörigen.

Immerhin setzte die Tochter von Frau D so einen Entwicklungsanreiz, sodass die Patientin, die bisher ihre Nöte für ganz »natürlich« gehalten hatte, zu mir in die Therapie kam und fragte, ob sich vielleicht etwas zum Besseren verändern ließe.

Solange Ängste sich noch durchsetzen lassen oder gar von der Familie mitgetragen werden, neigen sie zur Ausweitung.

Dasselbe gilt für unsere Kontrollbedürfnisse, die sich – neben dem Bankkonto – besonders oft auf den eigenen Körper beziehen.

Herr A aus dem ersten Kapitel hat Tag und Nacht seinen Blutdruck gemessen. Andere Menschen tasten sich Bauch und Hals ab, ob da eine Geschwulst wächst, zählen den Puls oder die Haare im Waschbecken, führen ein Verdauungstagebuch: War der Stuhl zu hart oder weich, hell oder dunkel – es gibt da viel zu begutachten. Herr A, dessen Tochter sich einen Verlobten zugelegt hatte, war in Wahrheit genau wie Frau D von Liebesverlustängsten geplagt. Er wagte aber keine so offenen Forderungen zu stellen wie Frau D. Wahrscheinlich hätte er gefürchtet, sich mit solch einem Benehmen unmöglich zu machen. In Frau D's Herkunftsfamilie waren ganz andere Dinge an der Tagesordnung gewesen, deshalb lag ihre Hemmschwelle niedriger. Herr A hielt sich mehr an übliche Normen und klammerte sich daher weniger an seine Verwandten als an das Blutdruckmessgerät. Bewusster als seine ihm selbst nicht geheuren emotionalen Beweggründe beschäftigten ihn Sorgen ums Herz – ein begreiflicher Stellvertreterschauplatz, schließlich hatte er mit dem verfrühten Tod des Vaters eine traumatische Erfahrung gemacht. Wer gravierende Krankheit erleben musste, bei nahestehenden Menschen oder am eigenen Leib, trägt häufig Ängste davon und versucht, passende Abwehrmaßnahmen zu treffen.

Herr A hatte die gute Idee, aufs Rauchen zu verzichten. Auch gesunde Ess-, Schlaf- und Bewegungsgewohnheiten machen viel aus. Aber manchen Menschen genügt das nicht. Dummerweise entwickeln Krankheiten sich gern in aller Stille. Darum horchen wir alle mehr oder weniger in uns: Was geht da vor in den Tiefen des Körpers? Man möchte mehr wissen. Und so beginnt man zu messen.

Warum interessiert sich eigentlich der Arzt für den Blutdruck? Nun, es gibt Patienten, die sitzen fröhlich und beschwerdefrei in der Sprechstunde, wohlgenährt, tabak- und trinkfreudig, aber siehe da, der Blutdruck straft die Idylle Lügen: »Zu hoch«, sagt der Arzt, »besonders Ihr unterer Wert. Dem müssen wir nachgehen. Ultraschall, Belastungs-EKG, Langzeit-Messung.«

Falls sich dann der Verdacht auf Bluthochdruck bestätigt, gibt's ein Medikament und Ermahnungen zum Lebensstil.

Auch schlanke, vegan lebende Menschen haben zuweilen in der Untersuchungssituation hohen Blutdruck und erschrecken dann.

Aber der Arzt sagt ungerührt: »Ach, Ihr unterer Wert ist in Ordnung. Bestimmt nur der Vorführeffekt.« Und belässt es dabei!

Da fragt sich manch einer, ob der Arzt die nötige Sorgfalt aufgebracht hat. Besser, man kümmert sich selbst drum. Gleich in der Apotheke ein Gerät gekauft, aufgeregt nachgemessen. Und wenn dann der Druck noch höher ist als beim Arzt, beginnt die Angst. Oder man legt sich eine Smartwatch mit soundsovielen Messfunktionen zu: Statt sich zu freuen, dass die Werte überwiegend im Normbereich liegen, starrt man verschreckt auf die Ausreißer und kontrolliert im Minutentakt.

Wenn es so weit kommt, steht man vor einem Dilemma. Hätte man dem Arzt doch nur geglaubt, als er einen beruhigen wollte! Denn jetzt wummert die Pumpe erst richtig. Natürlich nicht, weil etwas mit Herz und Gefäßen nicht stimmt, sondern weil man unter psychische Spannung geraten ist.

Psychische Spannung aber ist noch nicht messbar.

Der Blutdruckmesser sagt einem nicht: »Ihr Druck ist nur vorübergehend wegen Ihrer Aufregung erhöht.« Folglich verfällt man leicht auf einen ganz anderen Verdacht: Melden sich hier die Vorboten eines Infarkts?

Trickreiche Messungen waren schon vor Erfindung der modernen Technik beliebt. In der Antike beschrieb man akribisch diverse Pulsschwankungen, vertiefte sich in die Feinheiten der Urinschau und hoffte so, Gesundheitsstörungen auf den Grund zu gehen. Die alten Methoden brachten in Wahrheit zwar keine großen Erkenntnisse, aber das beruhigende Gefühl, dass etwas unternommen wurde.

Auch heutzutage wollen wir oft einfach nur beruhigt werden. Leider lässt sich eine Spannung, die in Wahrheit nichts mit Bauch- und Brustorganen zu tun hat, durch internistische Maßnahmen nicht nachhaltig auflösen. Im Gegenteil, wiederholte ergebnislose Arztbesuche und erst recht hektische Selbstuntersuchungen (sogenanntes »Bodychecking«) und Internetkonsultationen regen nur weiter auf. Was immer Angehörige oder Ärzte auch sagen: Der von Angst getriebene Patient lässt sich nicht lange besänftigen.

Denn selbst wenn sich heute nichts feststellen lässt, wer weiß schon, dass morgen auch noch alles stimmt? Also nicht lockerlassen, auch wenn man jeden Tag Blut und Wasser schwitzt.

Es gibt Leute, die jeden Tag den Regenschirm mitnehmen in der Überzeugung: »Dann regnet's nicht.«

In Wahrheit hält der Schirm nicht den Regen ab und die Messung nicht die Krankheit. Und während ein Schirm sich zumindest in manchen Wetterlagen nützlich macht, ist das ewige Messen nur dazu gut, die Angst weiter zu befeuern. Es muss doch andere Wege geben, den Druck im Kessel zu senken!

Umfassend wahrnehmen, angemessen bewerten

Wie kommt es, dass man sich über einen kleinen Fleck auf der Haut, ein kurzes Stechen in der Herzgegend oder ausnahmsweise ausbleibenden Stuhlgang so sehr aufregt, dass man zu messen, zu recherchieren und Angehörige zu belagern beginnt? Aus den Tatsachen lassen sich solche Reaktionen nicht begründen. Nein, hier treibt die Angst ihr Unwesen, die unseren Verstand torpediert und Denkfehler aufkommen lässt. Da wären an dieser Stelle zunächst zwei zu nennen:

1. Der Tunnelblickfehler
2. Der Missdeutungsfehler

1. Der Tunnelblick-Fehler

Um ausgewogen zu urteilen, muss man ein Gesamtbild unvoreingenommen betrachten. Zugegeben, das ist schwer. Wir gehen mit bestimmten Erwartungen an Dinge heran, und unsere Wahrnehmung ist leider nicht objektiv wie der Blick einer Kamera, sondern stark durch unsere Grundüberzeugungen und vorherrschenden Gefühle beeinflusst.

Wenn ich Angst habe, suche ich unwillkürlich vor allem nach Eindrücken, die meine Angst bestätigen.

Angst wirkt noch dazu wie ein unheilvoller Filter, der nur das Besorgniserregende durchlässt. Sie sieht und denkt nur, was ihr recht gibt. Für Krankheitsangst heißt das, ich scanne meinen Körper auf Abweichungen von der Norm. Natürlich findet sich immer etwas, wir sind keine Automaten. Sogleich erschrecken wir und fühlen uns in unserer Angst bestätigt. Dabei ignorieren wir all die Fakten, die der Angst widersprechen.

2. Der Missdeutungsfehler

Nehmen wir einmal an, dass Sie wirklich eine objektive Auffälligkeit an sich feststellen. Dann ist besonders wichtig, den Befund richtig zu deuten. Dazu braucht man Erfahrung, Hintergrundwissen und folgerichtiges Denken.

Die Angst interpretiert jedoch jede Erscheinung auf die ungünstigste Weise. Sie spielt sich als Diktator auf, als hätte sie allein die Wahrheit gepachtet.

Harmlose Erklärungen werden nicht ernst genommen, auch die eigene Sachkenntnis nicht infrage gestellt. Selbst wer in so einem Fall die Meinung von Fachleuten einholt, lässt beschwichtigende Auskünfte oft nicht an sich heran, denn die Angst lässt nur gelten, was ihren eigenen Ansichten entspricht.

Die beiden Denkfehler, und nochmal Herr A

Herr A misst neben seinem Blutdruck auch stets den Puls, und siehe da, eines Nachmittags sind die Werte 145 zu 95 mmHg beim Blutdruck und 96 Schläge pro Minute beim Puls. Zu hoch, denkt er und fürchtet gleich Schlimmeres. Dabei vergisst er (Tunnelblickfehler), dass er vor einer halben Stunde noch auf der Leiter im Obstgarten stand, zwei Zentner Äpfel geerntet und sich nebenher mit seiner Frau gestritten hat, die dafür plädierte, »den ganzen Kram« zu verschenken. Niemand, der Herrn A energisch herumwirtschaften sah, hätte ihn für geschwächt gehalten. Würde er sich statt der Messungen sein Leistungsvermögen vor Augen führen, käme er wohl selbst auf die Idee, dass nichts für ein bedrohliches Krankheitsgeschehen spricht.

Herr A jedoch teilt seiner Frau bekümmert die »schlechten Werte« mit (Missdeutungsfehler). Seine Freude über die reichliche Ernte ist verflogen. Frau A kennt das alles zur Genüge. Trotzdem möchte sie den eigenen Mann nicht tot von der Leiter stürzen sehen, und es stehen noch allerhand Bäume herum. Also schickt sie ihn zur Hausärztin.

Die Hausärztin, die Herrn A zu früheren Zeiten bereits ergebnislos ausdiagnostiziert hat, reagiert gelassen und findet durch kurze Rückfragen heraus, was Herr A draußen getrieben hat.

»Nach einer Anstrengung sind solche Werte völlig normal.«

Er ringt die Hände: »Aber die Äpfel mussten runter! War das jetzt gefährlich? Der Puls darf doch höchstens bei achtzig sein!«

Sie klärt ihn auf, dass eine Momentaufnahme wenig besagt und gelegentliche Spitzenwerte – wie sie für eine Kraftanstrengung eben nötig sind – von den körpereigenen Steuerungsmechanismen wieder ausbalanciert werden. Schließlich reguliert sich der Organismus die ganze Zeit selbst, oder stellen wir etwa irgendwo den Thermostat für unsere Körpertemperatur? Ist es sinnvoll und möglich, unentwegt für das Herz den Taktstock zu schwingen? Nein, die Pumpe läuft ohne unser Zutun mit erstaunlicher Präzision, oft über Jahrzehnte ohne nennenswerte Störungen! Dieses Wunder sollten wir dankbar anerkennen, statt mit unseren Messungen für Aufruhr zu sorgen.

Was sollte Herr A sich also sagen, wenn er von der Gartenarbeit ins Haus kommt?

»Kein Wunder, dass ich erledigt bin, ich habe viel geschafft! Eine kleine Pause wird mir guttun. Außerdem freue ich mich auf den Apfelbrei, den meine liebe Frau dankenswerterweise bereits kocht. Gesunder Appetit ist ein gutes Zeichen.« Solche bodenständigen Sichtweisen helfen mehr als ein Besuch bei der Ärztin – die letztendlich die Sorgen auch nicht nachhaltig hat zerstreuen können. Herrn A's Ängste haben ihren Ursprung nun einmal nicht im Kreislaufgeschehen, sondern einzig und allein in seinem Kopf. Dort also sollten die Veränderungen anfangen: bei guten Worten, die er selbst sich gönnt.

Teufelskreise erkennen und ausschalten

Den lieben langen Tag sind wir unzähligen Wahrnehmungen ausgesetzt. Unser Gehirn empfängt Signale aus dem eigenen Körper und aus der Außenwelt. Im Prinzip muss der Kopf ständig sortieren: Unwichtiges soll vergessen, Wichtiges dagegen angemessen verarbeitet werden. Doch solche Denkfehler wie Tunnelblick und Missdeutung lassen die Maßstäbe verrutschen.

Plötzlich erscheinen uns triviale Wahrnehmungen übertrieben bedeutsam. Derartige Verkennungen sind typische Folgen starker Gefühle und kommen nicht nur bei Ängsten vor.

Ähnliches gibt es beispielsweise bei der Verliebtheit. Das hatte ich ja oben schon angemerkt, wie Gefühle uns im Weg stehen können bei objektivem Urteilen. Da kann es passieren, dass wir ein flüchtiges Lächeln als Liebeserklärung verstehen, immerhin ein eher angenehmer Irrtum (die Ent-Täuschung folgt vielleicht später).

Ein erhöhtes Angstlevel bereitet dagegen zwar auch Herzklopfen – nur leider von der unangenehmen Art.

Angstbedingte Trugschlüsse führen zu Erschrecken, und die damit einhergehenden nervösen Reaktionen sind geeignet, unsere Angst noch zu vergrößern – ein Teufelskreis baut sich auf.

Diese ebenso verbreitete wie fatale Dynamik werde ich mit Ihnen gern genauer betrachten.

1. Teufelskreis bei Angst vor eigener Krankheit

Die Angst vor eigener Krankheit geht mit vermehrter Selbstbeobachtung einher. Je nachdem, für welche Körperregion wir Befürchtungen hegen, richten wir unsere Aufmerksamkeit auf den betreffenden Bereich. Angenommen, wir müssen erfahren, dass ein Bekannter an Multipler Sklerose leidet, so kann uns das auf den Gedanken bringen: MS, heimtückische Nervenkrankheit, oje, was hat man da eigentlich für Frühsymptome? Aha, Sehstörungen. Und nun droht folgender Teufelskreis:

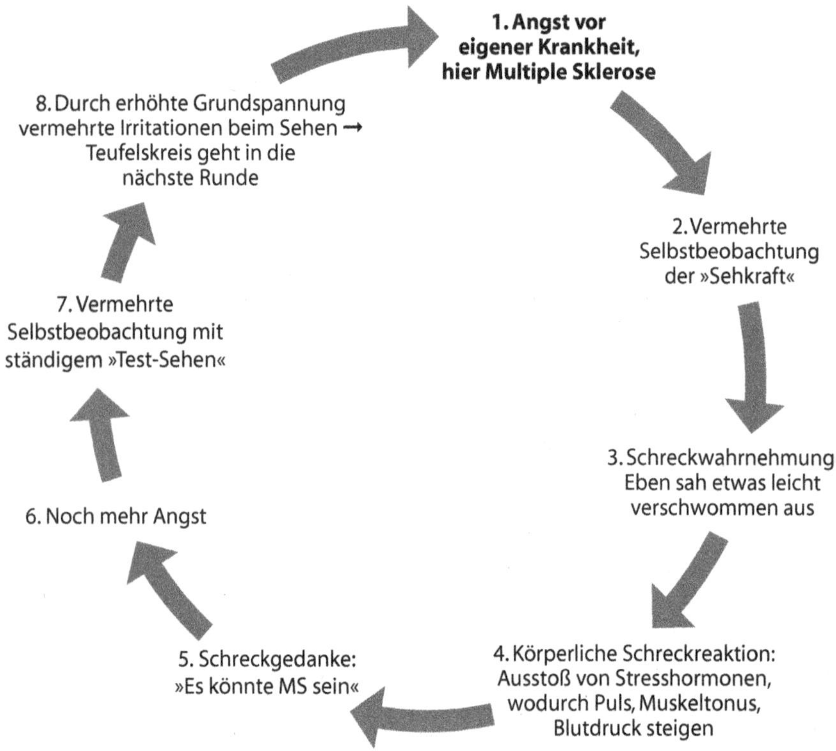

Hat der Teufelskreis sich genügend aufgeschaukelt, wird aus der anfänglichen Krankheitsvermutung scheinbare Gewissheit. Der Betroffene verfällt in Panik aus der Überzeugung heraus, an Multipler Sklerose erkrankt zu sein.

Was könnte jemand tun, der sich dabei ertappt? Worauf kommt es dann an?

a. Kampf dem Tunnelblick:

Fokussieren Sie sich nicht ausschließlich auf eine eng umrissene Körperregion, sondern behalten Sie das Gesamtbild im Blick. Immerhin haben Sie vermutlich bisher weder das Fernsehen noch das Autofahren aufgegeben. Wahrscheinlich haben Sie auch die gewohnten Feinarbeiten ausgeführt und sich beim Kartoffelschälen nicht übermäßig oft in den Finger geschnitten. Zudem vergehen die Sehstörungen, sobald Sie abgelenkt sind, oder? Das aber wäre bei einem neurologischen Entzündungsgeschehen nicht der Fall.

b. Kampf der Missdeutung:

Sehstörungen sind grundsätzlich nur sehr selten auf Multiple Sklerose zurückzuführen. Der zutreffende Gedanke wäre hier: »Gelegentliche Sehstörungen haben in der Regel banale Ursachen wie Müdigkeit, Unkonzentriertheit, Unlust. Ich höre für heute auf.«

2. Teufelskreis bei Angst vor Krankheit von Angehörigen

Hier möchte ich auf Frau D zurückkommen, die zu Beginn der Behandlung noch in ständiger Sorge schwebte, ihre Tochter zu verlieren. Dabei dachte sie allerdings nicht an ein zwischenmenschliches Konfliktgeschehen, sondern an Krankheiten und Unfälle. Die Angst vor äußeren Verlusten geht mit vermehrter Gefahrenbeobachtung einher.

Frau D ist wie viele andere von diesen Ängsten Betroffene in den folgenden Kreislauf geraten:

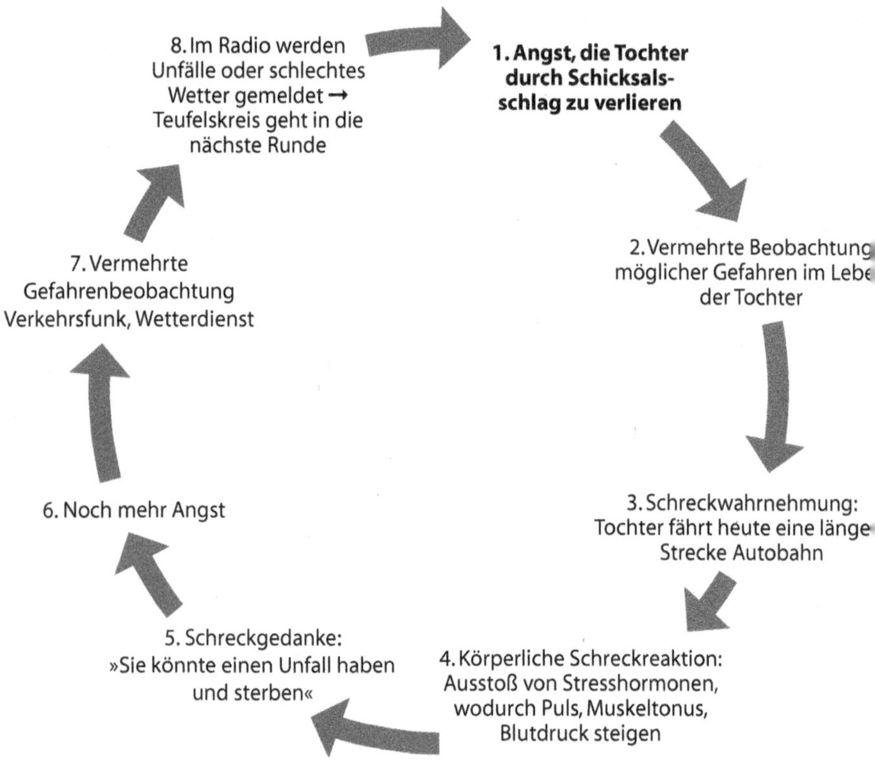

Nach einigen Runden hat Frau D sich auf diese Weise selbst davon überzeugt, dass die Tochter in höchster Gefahr schwebt, was in ihren Augen den Anruf bei der Autobahnpolizei rechtfertigt. Die Tochter jedoch empfindet dieses Vorgehen ebenso wie die ständigen Bitten um Anrufe zunehmend als Schikane. Frau D erreicht mit ihrem Verhalten das Gegenteil dessen, was sie eigentlich wollte: Die Beziehung zur Tochter hat gelitten und es besteht die Gefahr, dass die junge Frau sich den Anliegen der Mutter demnächst völlig verweigern könnte.

Nachdem Frau D sich diesen Zusammenhang klar gemacht hat, beginnt sie in der Therapie zu überlegen, auf welche Art eine befriedigende Beziehung zur erwachsenen Tochter besser gelingen könnte. Das Nachdenken über den Zusammenhang zwischen unserer Angst und ihrer Wirkung auf andere ist nicht einfach, denn am Ende zeigt sich vielleicht, dass wir von gewissen drängenden Forderungen an andere aus guten Gründen lieber absehen sollten.

In Frau D's Fall heißt das: Weder lässt sich die einstige, hoffentlich fürsorgliche Macht über das Kind wieder herstellen noch wird die Tochter unentwegt der Mutter zur Verfügung stehen. Die Beziehung muss neu definiert werden.

In diesem Prozess sind jetzt häufig die Eltern die Bedürftigen – und diese Rolle zu erkennen und anzunehmen ist nicht einfach.

Manche Menschen stellen sich bereitwillig auf die neuen Verhältnisse ein, andere geben lieber den Familienfrieden als ihre verzweifelten Appelle auf. Frau D hatte in der Kindheit unter einem aggressiven häuslichen Klima gelitten. Obwohl sie ihre Tochter, wie sie sich eingestand, stark vermisste, wollte sie ihr letzten Endes doch keine solche Last sein, wie es ihre eigenen Eltern für sie gewesen waren.

Für mich als Therapeutin hieß das, ihr die folgenden Ratschläge auf den Weg mitzugeben:

a. Kampf dem Tunnelblick:

Frau D, die ihre Tochter nicht verlieren will, sollte sich eingestehen können, dass eine Beziehung nicht allein von Unfällen und Krankheiten bedroht ist. Funktionierende Kontakte beruhen auf wechselseitiger Attraktivität. Fehlt diese, stirbt die Verbindung ab oder erhält etwas Gezwungenes. Frau D darf sich also fragen: »Wie will ich mich meiner Tochter gegenüber benehmen, sodass sie von sich aus Lust bekommt, den Kontakt mit mir zu pflegen?« Und noch einen Schritt weiter: »Da meine Tochter jetzt eigene Wege geht, wie kann ich andere (alte) Freundschaften pflegen und neue begründen?« Denn Beziehungen sind wichtig im Lebensgarten, nur muss man manchmal nachpflanzen.

Einen Teil der Therapiezeit verwenden wir auch darauf, ihre Fähigkeiten, neue Freundschaften zu gründen, zu verstärken.

b. Kampf der Missdeutung:

Obwohl die Tochter sich während der Fahrt nicht wie erbeten gemeldet hat, spricht das nicht für ihren Tod. Es könnte auch daran liegen, dass sie einfach keine Lust hatte oder keine Gelegenheit. Überhaupt kündet Schweigen nicht immer von Desinteresse oder Lieblosigkeit. Manchmal sind die anderen einfach zu beschäftigt. Auch Erschöpfung oder Vergesslichkeit kommen vor. Wir erarbeiten in der Therapie eine ganze Reihe von Erklärungen, die nun auf ihre Plausibilität geprüft werden sollten.

Es können im Einzelfall viele unterschiedliche Beweggründe vorliegen, und wir können lernen zu erkennen, was die Angst uns zunächst übersehen ließ.

Vorsicht ist gut, Umsicht ist besser

Das beste Mittel, um uns abzusichern, ist erstaunlicherweise ***nicht*** die ewige Vorsicht – denn die lässt uns zaghaft werden und tötet unsere Spontaneität. Viel weiter kommen wir in dieser Welt mit Umsicht und Weitsicht – und das gilt auch für den Umgang mit unseren Mitmenschen.

Wer genau hinschaut, die Fülle der Erscheinungen wahrnimmt und aus Erfahrungen lernt, hat die besten Aussichten auf Erfolg.

So lernt Frau D, freier zu denken, sie gewinnt an Optimismus. Und erinnert sich jetzt auch wieder daran, dass sie die Tochter ausdrücklich zur Umsicht erzogen hat: »Nicht trödeln auf dem Schulweg, sonst kommt man zu spät, aber auch nicht vors Auto rennen. Nicht wegen jeder Kleinigkeit streiten, aber auch nicht alles einstecken. Nicht petzen, außer bei wichtigen Dingen.«

Frau D war also zur mehrdimensionalen Betrachtung sehr wohl in der Lage, und ich atmete auf: »Na, wenn ihre Tochter von Kindesbeinen an gelernt hat, das rechte Maß, den besten Weg zu finden, dann …«

»Ja?«

»Wird das doch auch beim Autofahren helfen, oder?«

Kapitel 5
Sie sind selber jemand!

»Mein Mann muss mitkommen!«

Der Mann, der mich unglücklich anschaut, ist gar nicht der Patient. Schnell erkenne ich, dass Herr E als Begleiter seiner Frau gekommen ist.

Trotzdem beginnt er das Gespräch: »Beim ersten Mal, dachten wir, ist es so besser.«

Frau E versichert eilig, ihr sei sehr lieb, dass ihr Mann neben ihr sitze.

Der Herr der Schöpfung, ahnend, dass Begleitpersonen beim therapeutischen Erstgespräch fehl am Platz sind, fügt aus wachsender Verlegenheit hinzu: »Ich kann ja jetzt auch draußen warten.«

Doch noch ehe ich auf diesen Vorschlag antworten kann, protestiert seine Frau: »Wieso, du hast versprochen, du bleibst! Allein weiß ich gar nicht, was ich sagen soll.« Sie beginnt krampfhaft zu husten: »Verzeihung, ständig plagt mich dieser Husten!«

»Sind Sie erkältet?« Denn selbst wenn es kein Corona ist: Therapie mit Bronchitis wäre nicht das Wahre.

Frau E kann vor Keuchen nicht reden, aber ihr Mann schüttelt den Kopf.

»Nein«, flüstert er, um einen rücksichtsvollen Ton bemüht. »Auf der Lunge ist nichts. Psychisch bedingt, sagte der Facharzt. Deshalb kommen wir zu Ihnen.«

»Wurden Sie denn geröntgt?«

Damit habe ich die Aufmerksamkeit von Frau E gewonnen.

»Ja, ich wurde sogar in die Röhre geschoben.«

»Die Röhre, Respekt. Manche Leute trauen sich da gar nicht rein.« Aus Erfahrung weiß ich, dass sie ein CT meint.

»Es musste ja sein«, seufzt sie, ein wenig stolz auf ihre Fähigkeit zur Selbstüberwindung.

»Sehr gut, jetzt wissen wir jedenfalls, dass die Atemwege in Ordnung sind. Psychisch bedingt – die haben gut reden, können Sie sich darunter denn überhaupt etwas vorstellen?«

Noch immer wende ich mich an beide, denn entgegen seiner Ankündigung ist Herr E sitzengeblieben. Auf meine Frage räuspert man sich verlegen. Ich interpretiere das so, dass die Eheleute vermutlich gar nicht ahnen, was für ein Problem mit der Psyche gemeint sein könnte.

Also erkläre ich: »Viele Beschwerden in den unterschiedlichsten Körperregionen werden durch zu hohe nervliche Anspannung hervorgerufen.«

Beide nicken höflich. Allerdings wendet Herr E sofort ein, seine Frau sei im Prinzip nicht sonderlich angespannt: »Sie ist eher ein stilles Wasser. Der ruhende Pol.«

Sie nickt eifrig.

Ich blicke die zwei abwechselnd an. »Nun«, sage ich, »Sie kennen sich natürlich am besten, und ich bin erst seit zehn Minuten dabei. Trotzdem – damit wir nichts übersehen – könnte es nicht sein, dass Sie, Frau E, möglicherweise mit so etwas wie Ängsten zu tun haben? Ich meine nur, weil Sie zum Beispiel einigen Wert auf die Anwesenheit Ihres Mannes legen. Sind Sie ohne ihn ein bisschen unsicher?«

Verblüffung auf beiden Gesichtern. Herr E platzt heraus: »Das musst du zugeben, Tina!«

»Ich finde es einfach zu Hause am schönsten. Oder mein Mann kommt mit, das macht ihm nichts aus.«

»Und wenn wir zwei daran arbeiten würden, dass Sie sich wieder mehr allein zutrauen? Es baut auf, wenn man sich auf sich selbst verlassen kann. Dann beruhigt sich vielleicht sogar der Husten.«

In Frau E arbeitet es.

Ich füge hinzu: »Die Röhre haben Sie auch allein geschafft!«

Frau E hat jetzt schon aufgehört zu husten. Sie und ihr Mann wechseln noch einen Blick. Dann sagt sie zu ihm: »Also, dann warte draußen.«

Abhängig vom Hilfs-Ich

Wir sind nicht alle Tage mit unserer Befindlichkeit »auf der Höhe«. Viele Menschen kennen gelegentliche Anwandlungen von Schwäche nur zu gut: In den unpassendsten Momenten wird uns flau oder schwindelig. Da könnte man, so die Vorstellung, glatt zu Boden gehen und sich wehtun, von der Blamage gar nicht zu reden. Also hat man gern jemanden dabei, der im Falle eines Falles die helfende Hand ausstreckt. Für viele Leute macht es einen großen Unterschied, ob sie allein oder zu zweit unterwegs sind.

Mit einem Begleiter, so stellen sie fest, fühlen sie sich deutlich wohler. Das fiese Unbehagen kommt erst gar nicht auf: Einkauf oder Ausflug machen Spaß. Ist man dagegen allein, wachsen die Sorgen.

Dann geht den Betroffenen vielleicht durch den Kopf: Was, wenn ich stolpere? Oder geschubst werde? Wenn ich den Fahrkartenautomaten nicht bedienen kann? Noch ehe man einen Fuß aus dem Haus gesetzt hat, pirschen sich alle möglichen Befürchtungen und mit ihnen diese Spannung heran, die man so gerne loswürde. Dann dauert es nicht lang, bis sich wirklich auch körperliche Symptome einstellen.

Frau E hatte den Gatten angeblich wegen ihres hinderlichen Hustens mitgebracht: »Damit wenigstens einer redet.«

Ein guter Plan, nur war er schlecht für Frau B: Solange sie nämlich tat, was sie immer tat – gegen den Husten ankämpfen, auf ihren Mann hoffen –, blieb die innere Spannung auf einem hohen Niveau. Erst als sie plötzlich aufhorchte, ins Nachdenken kam, wurde ihr wohler.

Ein Helfer, Beschützer ist manchmal eine feine Sache, und in gewissen Situationen kann man sich gar nicht selbst retten, da braucht es Feuerwehr oder Notarzt. Aber im Alltag, im Kaufhaus oder auf dem Wochenmarkt, wollen wir nicht ständig von Sorgen vor möglichen Zwischenfällen geplagt werden.

Wenn sich Betroffene nur noch zu zweit vor die Tür trauen, spricht man in der Therapie von einem »Hilfs-Ich«.

Der Begleiter dient als eine Art Krücke in allen Lebenslagen: wortwörtlich beim Gehen und Stehen, aber auch bei sozialen Begegnungen.

Das Hilfs-Ich ist meist kein Supermann, sondern einfach der Partner, die Partnerin, ein Elternteil oder Kind – zuweilen sogar ein minderjähriges, das vielleicht noch weniger weiß, wie der Fahrkartenautomat funktioniert, aber mehr Entschlossenheit mitbringt. So schafft man es gemeinsam in den Zoo, allerdings wird dem Kind dabei früh viel Verantwortung aufgebürdet. Zu allem Übel steht die hilfsbedürftige Person auch noch oft auf der Bremse, wobei sich die Angst gern mit vorgeschobenen Begründungen tarnt. Hat man die unterschwellige Angst erkannt, versteht man, dass es sich um Ausreden handelt.

Dann heißt es: »Zu teuer, zu anstrengend, schlecht für die Umwelt, das ist doch Nepp.«

Manchmal wird das Hilfs-Ich mit den eigenen Wünschen und Anliegen gut auf Trab gehalten: »Wir müssen wegen meinem Pass aufs Rathaus. Kommst du?«

Zwar macht der Angesprochene vielleicht Einwände: »Kannst du nicht allein gehen? Ich will doch noch …«

Aber die Betroffenen tragen oft nachdrücklich ihren Hilfsbedarf vor: »Du weißt genau, wie komisch die sind. Und die Parkgarage ist sehr eng. Du weißt, ich mag keine Parkgaragen.« Da ist es für das Hilfs-Ich schwer, sich zu verweigern.

Der Helfer weiß auch nur zu gut, wo die Schwachpunkte des anderen liegen. Also kommt man mit, schon weil man keine Beule am Auto möchte. Der ängstliche Part kann sehr drängend sein: Was soll man auch tun, wenn man gern in die Stadt möchte, aber keinesfalls selbst fahren oder den Bus benutzen will? Kulturell bedingt sind es mehr Frauen, die ein Hilfs-Ich in Anspruch nehmen.

Das »starke Geschlecht« trinkt sich im Zweifelsfall eher Mut an oder bleibt schlichtweg zu Hause – auch kein gesunder Umgang mit Angst.

Außer familiären Komplikationen hat die Gewöhnung an ein Hilfs-Ich noch einen anderen gewichtigen Nachteil: Sie macht abhängig.

Abhängigkeit bedeutet immer auf kurze Sicht eine Erleichterung, auf lange Sicht aber eine Schwächung.

So angenehm ein verlässlicher Begleiter sein mag, er macht uns nicht fitter. Im Gegenteil, auf Dauer verlieren wir an Routine und Können, wenn wir dem vermeintlich Geschickteren stets den Vortritt lassen. So beruhigend der starke Arm in Reichweite sein mag, es ist leider nicht unser ***eigener*** Arm. Wenn wir den anderen für fähig halten, ist das gut und schön, solange er uns seine Kraft zur Verfügung stellt. Aber was, wenn er nicht mehr möchte? Was geschieht, wenn man einen zu hohen zwischenmenschlichen Preis zahlt, zum Beispiel an Unterwerfung? Wie geht es dem Betroffenen, wenn das Hilfs-Ich einfach verschwindet, selbst erkrankt, stirbt? Sobald das Hilfs-Ich unentbehrlich geworden zu sein scheint, zittern Betroffene um sein Dasein, erdulden womöglich Tyrannei oder werden selbst tyrannisch in ihrem Verlangen nach Beistand.

Seelische Stabilität kann auf Dauer nie nur von äußeren Instanzen verliehen werden. Sie muss aus unserem eigenen Inneren erwachsen. Als Erwachsene, aber noch nicht Hochbetagte, brauchen wir unsere Selbstständigkeit gerade im Alltag. Wir sollten unsere Kompetenzen dahingehend erweitern und nicht brach liegen lassen. Auch dabei kann eine Therapie gut helfen. In kleinen Schritten, die wir hier noch gemeinsam durchgehen werden, lassen sich Fähigkeiten aufbauen und reaktivieren.

O-Ton Angst: »Unter der Bettdecke ist es am sichersten.«

Ich habe Ihnen Frau D beschrieben, die zu Kontrollen neigte. Frau E bevorzugt die Nutzung eines Hilfs-Ichs. Das sind zwei typische Verhaltensweisen bei Angst. Die dritte große Strategie ist die phobische Vermeidung, wie sie zum Beispiel Frau B in Bezug auf soziale Kontakte zeigte. Phobisch bedeutet: In eigentlich unspektakulären Situationen mehr Angst zu haben als nötig. Dies führt dazu, dass man vor den alltäglichsten Verrichtungen zurückschreckt, weil man sich ständig schreckliche Vorstellungen von all dem macht, was vielleicht schief gehen wird.

Sicher: Es ***könnte*** sein, dass man eines Tages im Supermarkt in Ohnmacht fällt, aber genau genommen geschieht das recht selten, oder wie oft haben Sie schon jemanden bewusstlos auf dem Boden liegen sehen?

Auch die verbreitete Furcht, dass man nicht schnell genug eine Toilette erreichen könnte, bewahrheitet sich selten. Stimmt, alten Leuten oder kleinen Kindern passiert manchmal ein Malheur. Sollen die sich deshalb zu Hause eingraben? Sind im seltenen Fall eines echten Missgeschicks nicht eher Mitgefühl und Hilfsbereitschaft, sogar von Fremden, zu erwarten?

Aber Vermeidung ist eben verlockend. Wer nichts macht, macht nichts falsch.

Zugegeben, das Leben ist nicht so hübsch, wie es die Wohnzeitschriften zeigen. Deshalb haben wir in Kapitel 2 den Umgang mit kleinen Risiken geübt. Denn das Leben ist andererseits auch nicht so gefährlich, wie unsere Phobien uns weismachen wollen.

Wenn es nach den Angstgefühlen ginge, lägen wir ständig im Bett, dem vermeintlich einzig sicheren Zufluchtsort. So versuchte es auch Frau E – bis sie sogar dort wegen ihres Hustens kaum noch zur Ruhe kam. Die wachsende Unselbstständigkeit, das immer ausgedehntere Vermeidungsverhalten müssen sie schwer bedrückt haben. Außerdem produzierte ihr Kopf schon allein deshalb Spannung, weil er nichts Besseres zu tun hatte.

Wenn die Angst uns lahmlegt, ist immer die Gefahr, dass ungenutzte psychische Energien sich gegen uns selbst wenden.

Die Frage ist, wie Betroffene wieder handlungsfähiger werden können.

Pro und Contra Emanzipation

In der Kindheit hatten wir unsere Eltern, die uns zum Lernen und Üben anspornten. Wir wissen ja: Auch der kleine Mensch kennt Blockaden, von der Versagensangst bis zur Bequemlichkeit. Aber Gruppendruck, Mahnungen, Sanktionen, Belohnungen tun das ihre – neben Neugier und Lernfreude, die glücklicherweise oft überwiegen. Jetzt, als Erwachsene, müssen wir uns selbst motivieren.

Das ist viel verlangt. Nur zu leicht breitet sich statt erwünschter Aufbruchsstimmung der alte Argwohn aus und flüstert: Ach, lass mal … Vielleicht kennen Sie dieses Bild: Sagt nicht die Katze auf dem Ofen: »Ich tu nichts und lebe auch …«

Einfacher ist es dann, an altgewohnten Gedanken festzuhalten: Bestimmt liegt es doch an den Bronchien; ich habe womöglich eine seltene Krankheit, die der unterbelichtete Facharzt bloß nicht kannte? Letzten Endes ist Ehrlichkeit uns selbst gegenüber angesagt.

Nichts gegen gute Freund- und Partnerschaft, aber wenn wir merken, dass bei gemeinsamen Aktivitäten in Wahrheit nicht nur Liebe, sondern auch viel Angst im Spiel ist, dann müssen wir – und nur wir als die Betroffenen selbst – unsere Furcht überwinden. *Selbst*-Ständigkeit heißt nicht umsonst so; sie beruht ausschließlich auf unserer eigenen Kraft.

Gewiss, Autonomie, Emanzipation gibt es nicht geschenkt. Sie kosten Anstrengung. So gesehen hat es auch Vorteile, andere Menschen an der Kandare zu halten, sich bedienen zu lassen, ständig von lieben und mitfühlenden Angehörigen umgeben zu sein. Aber vielleicht lohnt sich die Mühe doch.

Um dies herauszufinden, erstelle ich mit Betroffenen gerne eine Tabelle, die bei der Meinungsbildung zum Thema Selbstständigkeit hilft.

Übung: Die Gewinn-Tabelle

Für diese Tabelle möchte ich Sie bitten, sich alle Pros und Contras zu überlegen, die für oder gegen Bemühungen um stärkere Selbstständigkeit sprechen.

Ich habe hier in der Tabelle schon etliche Argumente eingetragen, die ich aus der gemeinsamen Arbeit mit Patienten kenne.

Fügen Sie bitte weitere hinzu. Danach bewerten Sie die einzelnen Punkte noch für sich persönlich nach ihrer Gewichtigkeit:

1 = sehr wichtig
2 = mittel wichtig
1 = weniger wichtig.

Zur Unterscheidung versehen Sie die Pros mit Plus-, die Contras mit Minuszahlen.

Pro und Contra-Tabelle zur fundierten Meinungsbildung zum Thema Selbstständigkeit

PRO	+1 bis +3	-1 bis -3	CONTRA
Wachsende soziale Kompetenz			Blamable gesellschaftliche Patzer
Wachsende praktische Kompetenz			Schlechte Ergebnisse, Scham
Körperliches Training			Verletzungsgefahr
Beschäftigung, Ablenkung			Überanstrengung, Überreizung
Stolz aufs Vollbrachte			Symptome! Vom Herzklopfen über Schwindel bis Panikattacke
Ersparnisse, wenn ich Dinge selbst tue			Teure Fehler
Pflege bestehender Kontakte			Ablehnung durch andere
Vorbild für die Kinder			Aggressionen von anderen
Erwerb neuer Kenntnisse			Entfremdung vom Partner
Neue Bekanntschaften			Vertraute Umgebung, berechenbare Menschen, dadurch Sicherheit
Ausbooten von Rivalen – privat und beruflich			Man kümmert sich viel um mich
Entlastung des Hilfs-Ichs			Nähe zum Hilfs-Ich
Beitrag zum gemeinsamen Leben			

Wenn Sie alles eingetragen und sorgfältig bewertet haben, bilden Sie die Summe. Welcher Betrag ist höher?

Jedes Ding hat zwei Seiten, auch die Emanzipation. Falls aber die Pluszahlen überwiegen, könnte Ihr Einsatz wertvollen Gewinn bringen. Und wenn nicht: Vielleicht müssen Sie die Pro-Seite nochmal scharf überdenken?

Treffe ich auf Patienten, die nur wenige Argumente Pro Veränderung finden, bitte ich darum, einige Zeit das geänderte Verhalten zumindest einmal im Kopf auszuprobieren wie in der Übung mit der »Gute-Nerven-Fee« beschrieben. Wenn Sie sich vorstellen, wie Sie fröhlich auf eigene Faust kleinere und größere Aufgaben meistern, und wie Ihre Lieben sich dann mit Ihnen freuen – wirkt das nicht verlockend?

Der Weg zurück zu mehr Eigenständigkeit erfordert keine Hexerei, nur Entschlusskraft. Lesen Sie jetzt, wie Sie Ihren Veränderungswillen stärken können.

Einen Entschluss fassen und geschickt einfädeln

Ist Ihnen bewusst geworden, dass der scheinbar leichtere Weg der Vermeidung in die Irre und letztlich in genau das Verhängnis führt, das Sie zu Recht fürchten, dann haben Sie einen ersten großen Schritt getan.

Nun sind Sie bereit, sich auf einen vielversprechenderen Weg zu machen. Er ist gar nicht so lang und steinig, wie Sie vielleicht befürchten, denn schon kleine Korrekturen ändern entscheidend Ihr Leben. Nur müssen Sie den neuen Abschnitt selbst und allein gehen.

Die ersehnte Kraft und Sicherheit erwächst nur aus dem Selbertun.

Es ist wie bei allen anderen Dingen: Schwimmen lernt man nicht an Land und Klavierspielen nicht vom Zusehen. Das gilt es zu akzeptieren. Wenn Sie jetzt losziehen, nehmen Sie unterwegs immer noch einmal Ihre Tabelle vor: Sie werden sehen, dass Sie Ihre wachsende Autonomie mit jeder neuen Errungenschaft höher bewerten.

Falls wir aber nichts ändern wollen, und auch das ist eine wichtige Einsicht, so vermag uns niemand auf die neue Bahn zu zwingen. Wir *können* uns verweigern, und koste es buchstäblich unser Leben – das haben viele Menschen bewiesen. Man mag solch große Willensstärke bewundern – doch sollten Sie sie für das rechte Ziel einsetzen: Ihr Dasein selbstständig zu gestalten. Wir selbst müssen die Verantwortung für unsere Entwicklung übernehmen und unseren mehr oder weniger willigen Helfern Urlaub geben und gönnen.

Anders werden wir sie übrigens manchmal kaum noch los, so sehr haben sie sich an ihre Unentbehrlichkeit und unsere Unsicherheit gewöhnt. Denn in gewisser Weise ist auch Ihr Hilfs-Ich in diesem Abhängigkeitsverhältnis gefangen. Er oder sie hat sich an Bewunderung und Anerkennung gewöhnt und an die Gewissheit, gebraucht zu werden. Das mindert die Angst, verlassen zu werden. Warten Sie deshalb nicht unbedingt auf die »Erlaubnis« Ihrer Bezugsperson. Denken Sie bei Ihrer Verhaltensänderung in erster Linie ruhig an sich – und Sie werden sehen, dass am Ende alle Beteiligten profitieren.

Setzen Sie von nun an auf das nützliche Konzept »Hilfe durch Nicht-Hilfe«.

Statt Unterstützung zu erbitten oder sich gar aufdrängen zu lassen, versuchen Sie es zur Abwechslung einmal allein. Ein bisschen Abenteuergeist und schwarzer Humor wird dabei nicht schaden. Wie das aussehen kann? Haben Sie einmal einen Gedanken wie diesen zugelassen: Sollte Winnetou wirklich in der Einkaufszone zusammenklappen und ins Krankenhaus müssen, kann Old Shatterhand ihm ja immer noch einen Schlafanzug bringen. Ein Kurswechsel hin zu mehr Unabhängigkeit benötigt keine Riesenschritte.

Ich weiß, Ihr Angst-Ich, die Stimme in Ihrem Kopf, stellt sich unter den neuen Plänen sofort großartige Aktionen vor und erörtert dann vermutlich besorgt die möglichen unangenehmen Nebenwirkungen, also die »Contra-Seite« Ihrer Tabelle. Da darf ich eher ein wenig bremsen: Sie müssen nicht die Flucht nach vorn antreten, im Gegenteil. Zwar wird wohl jede neue Reise Überraschungen und gelegentliche Unannehmlichkeiten bereithalten. Trotzdem soll es nicht gleich zum Einstieg zu dick kommen, sonst überwiegen die negativen Erlebnisse, und Sie verbuchen den Versuch als Misserfolg. Das zieht runter. Fangen Sie also lieber gemütlich an. Und Sie wissen: Sicher bekommt niemand beim ersten Anlauf gleich die Gold-Medaille. Aber wir wollen bitte auch kein blaues Auge.

Wie also sollten Sie vorgehen?

Am besten, Sie setzen sich ***ein*** konkretes Ziel. Das braucht nichts Abgehobenes zu sein, denn Sie möchten ja zunächst lediglich Ihren ganz normalen Alltag ein wenig selbstständiger gestalten. Hier finden Sie eine Liste möglicher Zielsetzungen, bitte wählen Sie eine aus:

Mögliche erste Zielsetzungen:

1. Ich will wieder allein in den Supermarkt gehen können.
2. Ich will allein Auto fahren können.
3. Ich will allein in eine Sportgruppe gehen können.

Wir gehen die Herausforderung – egal, für welche Sie sich entscheiden – etappenweise an. Aus dem Stand kommt nämlich niemand über die Hürde. Ich schlage vor, dass Sie sich ein paar Zwischenstufen einbauen. Setzen Sie sich dabei auch zeitliche Zielvorgaben, damit Sie den Trainingsbeginn nicht zu lange vor sich herschieben.

Beispiel »Supermarkt«

a. Beim nächsten Einkauf nehme ich noch meinen Helfer mit, gehe aber allein durch die Regalreihen (morgen).
b. Beim übernächsten Mal soll der Helfer im Auto warten (noch diese Woche).
c. Danach gehe ich allein zu einer weniger belebten Uhrzeit (nächste Woche) und freue mich, dass ich ganz nach meinem eigenen Geschmack wählen kann.
d. Und schließlich trainiere ich die Rushhour (übernächste Woche).

Beispiel »Auto fahren«

a. Ich überlege mir, ob ich es allein packen kann oder anfangs einen unterstützenden Beifahrer brauche (heute).
b. Wenn ich mich für einen Beifahrer entscheide, greife ich nicht auf ein Familienmitglied zurück, sondern buche ein paar »Auffrischungsfahrstunden«. Für Fahrlehrer ist das nichts Ungewöhnliches (noch diese Woche).
c. Ich beginne mit kürzeren, bekannten Strecken (circa vier Wochen oder laut Fahrlehrer, er hat Erfahrung).
d. Ich gehe tanken, lerne den Umgang mit dem Navigationssystem (wie oben), klopfe mir auf die Schulter.

e. Ich trainiere immer längere Strecken (im Anschluss, aber noch innerhalb der folgenden zwei Wochen).

Beispiel »Sportverein«

a. Ich suche mir erst einmal ein passendes Angebot im örtlichen Sportverein heraus (im Lauf dieser Woche).
b. Ich gehe einmal unverbindlich hin und schaue mir die Gruppe vom Hallenrand aus an (zum nächsten Termin).
c. Wenn alles in etwa so wirkt, wie ich es mir erhofft habe, melde ich mich an und mache mit (innerhalb der nächsten zwei Wochen). Sollte es mir nicht gefallen, gebe ich mir noch einen anderen Anlauf bei einer anderen Veranstaltung (wieder zwei Wochen). Ich fange klein an und akzeptiere, wenn ich anfangs nicht so in Form bin wie die anderen. Dabei sein ist alles, ich muss mich nicht überschlagen (es sei denn, ich entscheide mich fürs Bodenturnen).
d. Nach und nach richte ich das eine oder andere Wort an meine Mitstreiter (spätestens ab dem dritten Mal). Dabei erwarte ich keine Freudensprünge von den anderen, aber auch keine Feindseligkeit. Ich setze darauf, dass sich die Bekanntschaft mit der Zeit wie von selbst entwickelt, und bin stolz, dass ich ganz allein lauter neuen Leuten begegne.

Und wenn ich nervös bin? Nun, damit ist zu rechnen, aber was soll's, die anderen sind auch nervös, so sind Menschen eben. Theaterleute (ein sehr sensibles Künstlervölkchen) wünschen sich vor einer Premiere gegenseitig Hals- und Beinbruch – das soll Glück bringen! Soviel zu angemessenen Zielsetzungen.

Freuen Sie sich auf Ihren Auftritt, nutzen Sie Ihre Lebenszeit, sie währt nicht ewig. Lampenfieber vergeht nicht, wenn Sie hinterm Vorhang von einem Bein aufs andere treten, sondern indem Sie sich ans Publikum *gewöhnen* – da ist das Wort wieder. Also raus ins Rampenlicht, jeden Tag, und Sie werden bemerken, dass Sie gar nicht in eine neue Welt eintreten, sondern nur ins alltägliche Miteinander. Kleinere Symptome wie Erröten oder Schwitzen tun nicht allzu weh, nehmen Sie das um der guten Sache willen hin. Die Deo-Werbung zeigt zudem, dass auch andere Menschen ins Schwitzen kommen. Bestimmt haben Sie ja vorausschauend Spannungsregulationstechniken trainiert (Sie erinnern sich an Kapitel 3). Je öfter Sie zwischendurch und in aller Ruhe Präsenz und Achtsamkeit üben, umso besser funktioniert es, wenn Sie es brauchen.

Frau E entschied sich übrigens für den »Supermarkt-Plan«: »Wenn mein Mann einkauft, gibt's andauernd Fisch, den habe ich satt.«

Sie nahm als Gegenwartsanker ihren kuscheligen, selbstgestrickten Schal, der sie daran erinnerte, wie sie penibel und ausdauernd das Norwegermuster abgezählt hatte. Jetzt darf sie mit derselben Beharrlichkeit einkaufen gehen. Nach anfänglichem Flattern und vielem Ausrechnen von Grammpreisen zur Selbstberuhigung war sie zwei Wochen später so gut unterwegs, dass sie sich zum Schlussverkauf in ein Kaufhaus wagte und dort ein paar hübsche Teile ergatterte, die ihr Mann niemals mit nach Hause gebracht hätte.

Und wenn es schiefgeht?

Was ist, wenn ich vorzeitig kehrtmache, oder trotz allem, was ich versuche, Panik bekomme, eine groteske Figur abgebe? Hilfeee!

Von solchen Gedanken könnte man sich schon im Vorfeld abschrecken lassen, aber Sie wissen ja: Das sind alles nur ***Gedanken***. Sie können umdenken. Wie wäre es mit: »Einen Versuch ist es wert.«

Im Übrigen bitte ich Sie um Fairness: Es macht doch einen großen Unterschied, ob Panikanflüge »aus heiterem Himmel« kommen, oder weil Sie sich tatsächlich einer schwierigen, weil ungewohnten Aufgabe stellen. In solchen Momenten sind Angstgefühle fast schon wieder normal, jedenfalls anfangs. Wer sich von kleinen Rückschlägen nicht abhalten lässt, kommt weiter, Schritt für Schritt.

Gönnen Sie sich die nächste Chance. Denken Sie an all die Dinge, die in Ihrem Leben beim ersten Anlauf schiefgegangen sind. Ist ihr erster Kuchen etwas geworden? Hat der erste selbstgestrickte Pullover gepasst? Und haben Sie die Anfangsschwierigkeiten nicht inzwischen einfach durch unaufhaltsames Weitermachen in den Griff bekommen? Durchs Wiederholen beim Kochen Ihres Lieblingsgerichtes?

Sie haben nicht immer Zuhause gehockt, sondern sind zur Schule gegangen. Sehr vieles haben Sie gelernt; Sie wissen vielleicht nur nicht mehr wie –, aber von allein ist es nicht gegangen. Auch nicht über Nacht.

Der Zeitfaktor ist nicht zu unterschätzen: Wer studiert, braucht Pausen, in denen das Gehirn den Stoff verdaut. Jeder Musiker kennt den Effekt: Das Stück, an dem man sich heute die Finger wund spielte und trotzdem die schwierigen Stellen nicht packte, geht morgen plötzlich viel flüssiger, und eine Woche später sagt der Gitarrenlehrer: »Ja, schon ganz passabel …«

Also bitte ich Sie: Lassen Sie sich nicht entmutigen. Bleiben Sie dran. Mit geduldiger Anleitung, Einteilung und vor allem mit ein wenig Ausdauer haben Sie sich alles angeeignet, was Sie inzwischen aus dem Effeff beherrschen. Sie zweifeln noch? Dann werfen Sie einen Blick auf die folgenden drei Beispiele.

Die geniale Basisstrategie »Einfach weitermachen«

1. Damals mit fünf beim Schwimmenlernen: Am Anfang war einem jeden von uns mulmig, aber durch einfaches Weiterplanschen unter den Zurufen der Schwimmlehrerin blieb man irgendwann wundersamerweise oben, wir schwammen. Und mit jedem Mal fiel es uns leichter.

2. Dann in der Schule: Auch wenn Sie nie die beste Schönschriftnote hatten – inzwischen schreiben Sie Ihre Texte flüssig und leserlich (denken Sie an die Einkaufszettel, die Sie den anderen vielleicht mitzugeben pflegten?), und es ist völlig selbstverständlich geworden.

3. Oder die Liebe: Damals in der Pubertät wussten Sie erst nicht, was Sie mit anderen Jugendlichen auch nur reden sollten, von Sonstigem ganz zu schweigen. Aber siehe da, einfach durch Weitermachen haben Sie genau wie alle anderen begonnen, erst Blicke, dann Worte und schließlich Küsse auszutauschen.

Seien Sie nicht zu streng mit sich, erwarten Sie keine Perfektion. Man kann als Neu- oder Wiedereinsteiger nicht erwarten, dass man auf Anhieb den alten Hasen den Rang abläuft.

Würdigen Sie Teilsiege, positive Ansätze, jedes gelungene Detail.

Wenn Ihre Erwartungen in absturzgefährdete Höhenflüge ausarten, holen Sie sich selbst – vielleicht mit einem kleinen Scherz? – auf den Erdboden zurück.

Die »Perfektion? Nein, danke«-Übung

Wie gerne hätten wir es einfach – und am besten auf Anhieb perfekt. Solchen Sichtweisen, die letztlich nur Druck machen, sollten Sie Einhalt gebieten. Hier finden Sie schon einmal fünf Sprüche zur Auswahl. Was fällt Ihnen noch ein?

1. Perfektion steht nur Gott zu.
2. Sind die anderen etwa alle perfekt?
3. In meiner Familie kennt man nicht mal das Wort.
4. Perfektion ist eine schöne Illusion.
5. Man braucht auch Fernziele.
6. (Ihre Idee) …

Kapitel 6
Man unterschätze nie die Fantasie

»Meine Beerdigung wird sicher sehr traurig.«

»Ich glaube nicht, dass es psychisch ist«, sagt der junge Herr F nach Aufzählung all seiner Symptome von Darmkrämpfen bis zu Durchfällen. Er starrt angestrengt auf meinen Teppich. »Es muss etwas Schlimmes sein. Ich hatte ein auffälliges Blutbild. Ich bringe nächstes Mal meine Werte mit.«

»Gern. Aber wollen Sie überhaupt nochmal kommen? Wo Sie doch eine psychische Ursache ausschließen?«

»Ich muss ja lernen, mit meiner Krankheit zu leben. Wenn's nicht sowieso bald vorbei ist.«

»Was? Mit kaum achtzehn?« (Blöde Reaktion von mir, stimmt, immerhin war ich ehrlich, denke ich im Nachhinein …)

»Gibt es doch. Wird eine traurige Beerdigung, ich weiß. Ich dachte, Sie zeigen mir eine Meditation oder so, damit ich meine innere Mitte wiederfinde.«

»Das heißt, Sie fühlen sich in Schieflage?«

Vernichtender Blick! Wie könnte es anders sein bei einem Todkranken?

Ich beeile mich hinzuzufügen, dass ich verschiedene Entspannungsverfahren anzubieten habe.

Doch erst möchte ich mehr über ihn wissen. »Macht es Ihnen viel aus, dass Sie wegen alledem nicht mehr zur Schule gehen können?«

Er räumt ein, dass dies allerdings bedauerlich sei, weil er eigentlich nächstes Frühjahr Abitur machen sollte.

»Wird's Ihnen nicht langweilig daheim?«

Nein, zum Glück gibt es Computerspiele, versichert er mir: »Die sind echt die beste Ablenkung«, seufzt er. »Und meine Konsole.«

»Ja, klar. Ich zweifele beinah, dass ich da mit meiner Achtsamkeit gegen ankomme.«

Patient F muss kichern. Schön, die Fähigkeit zum heiteren Affekt scheint erhalten geblieben zu sein, registriere ich professionell. Oder wie man salopper sagen könnte: »Stockdepressiv ist er nicht.« Ich denke an seine Mutter, die draußen wartet. Ihr war nicht mehr zum Lachen zumute. Ihr Sohn sitzt seit Wochen zu Hause und redet von Krebs, obwohl kein medizinischer Befund vorliegt. Der kleinen Abweichung im Blutbild maß man keinen Krankheitswert zu.

Da ich das von der Mutter erfahren habe, fasse ich den Patienten ins Auge und sage: »Herr F, ich sehe, dass Sie krank sind, das verraten mir allein Ihre Blässe und die Körperhaltung. Ich nehme das Problem sehr ernst. Aber vielleicht steckt doch ein seelischer Belastungsfaktor dahinter, der Ihren Darm ‚verstimmt'? Das wäre in Ihrem Alter eine nahe liegende Vermutung.«

Herr F verschränkt die Arme: »Nein.«

»Schule, Familie, Liebe?«

Er schaut mich an, als wäre ich nicht recht bei Verstand. »Alles völlig normal.«

»Außer dass Sie der Schule fernbleiben.«

Jetzt wird er wild: »Ich bin keine Lusche, ich war jahrelang bei der freiwilligen Feuerwehr! Und beim Hockey. Das ist ein knallharter Sport.«

»Ich weiß. Aber jetzt haben Sie auch Ihre Hobbys aufgegeben. Seit wann?«

Er windet sich. »Es wurde alles zu anstrengend. Seit der Oberstufe. Und dieser Krankheit.« Der junge Mann blickt elend.

»So wie jetzt darf es nicht bleiben. Hand aufs Herz, halten Sie es überhaupt noch daheim aus? Oder fühlen Sie sich langsam einsam?«

Herr F wehrt sich: »Einsam war ich schon vorher!«

»Schon bevor der Bauch zu mucken anfing? Warum? Hat morgens niemand an der Bushaltestelle auf Sie gewartet?«

Er wirkt gequält und sehnt sich offenbar nach Hilfe. Nur deshalb rutscht ihm raus: »Die Bushaltestelle war immer das Grauen.«

Die Fantasie als Sorgen-Multiplikator

Ein von seinen Eltern geliebter Teenager mit Begeisterung für Sport und Feuerwehr fühlt sich plötzlich einsam und bald auch schwer krank. Ist er deswegen »verrückt«? Bestimmt erinnern Sie sich jetzt, wie es Ihnen selbst damals in der weiterführenden Schule erging: Langer Schulweg, endlose Stunden, zäher Stoff – das zehrte an der Substanz, oder? Obendrein die pubertäre Entwicklung, die nicht bei allen Jugendlichen synchron verläuft, sodass alte Freundschaften enden und neue nur langsam entstehen. Man kann leicht zum Außenseiter werden: Entweder, weil man jeden Tag gebracht und abgeholt wird wie ein Baby. Oder weil man sich im Bus von den Lümmeln mit der harten Handschrift einschüchtern lässt. Hilfreich wären gute Kumpels, die denselben Bus nehmen.

Und genau daran haperte es bei Herrn F – übrigens ohne seine Schuld, wie es mir gelang, ihm nachdrücklich klar zu machen: Er war in der Oberstufe aus organisatorischen Gründen in einen neuen Jahrgang versetzt worden, gerade als sein bester Freund in eine andere Stadt gezogen war. Obendrein gestaltete sich der Chemieleistungskurs aufwendig, und der sonst hilfreiche Vater F erklärte sich für überfragt.

Man könnte jetzt, wie Patient F zu Anfang, meinen, das wäre alles nicht der Rede wert. Aber noch im Laufe der ersten Sitzung fiel Herrn F wieder ein, wie sehr ihn seine Chemienote im, wie er selbst es ausdrückte, »kläglichen Dreierbereich« gewurmt hatte. Er war Besseres gewohnt. Dass er etwas leisten, innere und äußere Hindernisse überwinden wollte, sah man an seinen Hobbys. Leider waren beide nicht ohne echtes Risiko (unbewusst also vielleicht kontraphobisch ausgesucht). Sein Hockey hatte ihm mit siebzehn einen Nasenbeinbruch eingetragen, der ihm lange Sorgen bereitete. Und bei der Feuerwehr sollte er inzwischen nicht mehr nur Spenden sammeln, sondern beim Retten helfen. Das brachte unschöne Anblicke mit sich, schlimmer als Herr F erwartet hatte. Doch ein echtes Schreckensbild kann viele weitere im Kopf erzeugen – jedenfalls bei Menschen mit Fantasie.

So begann Herr F allmählich, das Schlimmste erst für möglich, dann für gewiss zu halten.

Das ist ein wichtiger Punkt, wenn es um Angst geht:

Ohne Fantasie keine überzogene Krankheitsangst.

Nur durch die Fähigkeit zum lebhaften Kopfkino können eigentlich unrealistische Ideen Blüten treiben und sich allmählich so sehr in unserem Kopf einnisten, dass sie handlungsbestimmend werden.

Herr F verfügte über ausreichend Fantasie, deshalb liebte er seine Computerspiele. Schon im achtzehnten Jahrhundert, als Romane populär wurden, warnte man lautstark vor den verlockenden Fluchten in die Fiktion: Man sprach von Lebensuntauglichkeit, Werteverfall, Isolation. So ähnlich tönt es noch heute. Herr F hatte selbst insgeheim die Befürchtung, dass er sich zwar in seinem Spielekosmos, jedoch nicht mehr in der echten Welt würde behaupten können.

In Wahrheit war die Lage nicht so verzweifelt. Herr F litt weder an Krebs noch an einer unheilbaren Gemütskrankheit. Auch das Spielen am Computer musste ihm – und seiner Mutter – keine übermäßigen Sorgen bereiten, im Gegenteil. Spielen, Lesen, Fernsehen, Musik, Basteln, Malen sind unentbehrliche Ressourcen.

Sie helfen uns, den Kopf freizubekommen, um morgen wieder erfrischt zur Arbeit oder zur Schule zu gehen (die uns auf Dauer ja leider niemand abnimmt). Natürlich kommt es auf die gute Mischung zwischen Pflicht und Vergnügen an. Computerspiel als einziger Lebensinhalt war für Herrn F höchstens noch Trost, aber kein Spaß mehr. Man könnte sagen, dass er die Bildschirm-Monster irgendwann in gewandelter Form im eigenen Bauch zu spüren glaubte. Für meine Begriffe ließen sich seine Darmprobleme einfach übersetzen, er hatte buchstäblich Schiss.

Diese Interpretation konnte er selbst zuerst allerdings nicht mit seinem Stolz vereinbaren. Stattdessen begann er, an einen Tumor zu glauben.

Unsere faszinierenden »Lieblings«-Krankheiten

Bösartige Krankheiten haben, so schlimm sie sonst sind, wenigstens ein Gutes: Sie verleihen dem Träger Würde.

Wer ein Martyrium durchmacht, verdient Respekt. Diese »negative Grandiosität« ist zuweilen die Ressource des Symptoms.

Herr F musste unbewusst zu dem Schluss gelangt sein: Wenn er schon im Chemieleistungskurs nicht die angestrebten Einser erlangen konnte, dann wenigstens einen gewissen Ruhm als Todgeweihter. Außerdem bot Darmkrebs eine triftige Entschuldigung für Fehltage in der Schule.

Krankheitsängste beziehen sich auf verschiedenste Erkrankungen, die eines gemeinsam haben: Man hört und liest von ihnen, und sie besitzen wegen ihres besonderen Ekel- oder Zerstörungspotenzials einen spektakulären Anstrich. »Langweilige« Leiden werden weniger favorisiert.

Zahllose andere Syndrome wiederum sind außerhalb der Fachwelt kaum bekannt, deshalb fürchtet sich niemand vor ihnen. Oder haben Sie schon von Sarkoidose (einer Lungenkrankheit) oder Glomerulonephritis (einer Nierenerkrankung) gehört? Stattdessen entzündet sich die Fantasie unaufhörlich an den altbekannten Übeln, als da wären Tumore, Blutkrebs, Alzheimer, HIV, Schlaganfall, Herzinfarkt. Manche Krankheiten erlangen traurige Berühmtheit, weil ein bedauernswerter Prominenter von ihnen befallen wurde; zum Beispiel die Nervenkrankheit amyotrophe Lateralsklerose des Physikers Stephen Hawking. Liest man von solch einem Krankheitsschicksal, probiert man unwillkürlich, ob sich die eigene Hand noch richtig bewegen lässt.

Darüber hinaus gibt es Menschen, die mit Scharfsinn und Ausdauer vor allem seltene Krankheiten recherchieren, von denen sie (nicht ganz zu Unrecht) annehmen, dass ihr Arzt sie aus dem Blickfeld verloren haben könnte. Wenn es dann von der Hausärztin heißt: »Sie haben keinen bakteriellen Infekt«, lautet die Rückfrage: »Aber vielleicht Pilze? Protozoen? Amöben?«

Ja, Mutter Natur hat vieles zu bieten. Und manchmal hat ein Arzt bei der Diagnose »Sie sind gesund« doch etwas übersehen. Das kommt unterm Strich aber nur in Ausnahmefällen vor. Denn erstens werden Patienten mit unklaren Beschwerden in Deutschland rasch zum Spezialisten geschickt. Und zweitens gilt der alte Medizinerspruch: Häufige Krankheiten sind häufig, seltene sind selten.

So sagt der erfahrene Oberarzt zu besserwisserischen Medizinstudenten, die mit neu angelernten Kenntnissen glänzen möchten.

Wenn das Kind unterm Bett nach Monstern sucht – die Angstlust

Wir alle haben unsere Vorstellungen - kein Wunder also, dass besonders kleine, unerfahrene Menschen zuweilen auf seltsame Ideen kommen. Kinder sind fantasievoll, sie malen sich unsichtbare Gefährten und Fantasiereisen aus, und solange sie sich damit wohlfühlen, ist alles in Ordnung. Man darf auch mal ein bisschen übertreiben und angeben, die Großen lachen mit und kehren nachher augenzwinkernd auf den Boden der Tatsachen zurück. Solche Gedankenspiele erweitern die geistigen Räume und sind deshalb gut.

Manchmal aber kommt die Sache ins Kippen: Da will das Kind plötzlich nicht mehr ins Bett, weil sich angeblich ein Riesenkrake darunter versteckt. Auf dem Spaziergang lauern Hexen hinter Büschen. Durchs Treppenhaus geistert ein böser Hund. Woher kommen solche Einbildungen, die sich bei ausreichend kreativem Sinn zum echten Horror steigern können? Nun, Schreckensbilder verselbstständigen sich gern.

Deshalb sollte man überlegen, ab welchem Alter Kinder Krimis mitgucken dürfen. Auch besitzen die Kleinen feine Antennen für Konflikte und Kummer in der Familie, obwohl sie die Signale nicht klar entschlüsseln können. Stattdessen bilden sich vielleicht Fantasieängste, deren wahren Kern man verstehen und so gut es geht auflösen sollte. Doch nicht wenige Kinder leben in ruhigen Verhältnissen und entwickeln zur Bestürzung der Eltern trotzdem Ängste.

In diesem Fall kommt es darauf an, dass man nicht zu stark mitreagiert und sich als Mutter vielleicht mehr über das Kind erschreckt als das Kind über den Kraken. Bevor wir dramatische Vermutungen anstellen, worunter unser armes Kind leiden könnte, erinnern wir uns daran, dass auch Angst eben gewisse Ressourcen in sich birgt.

Tatsächlich ist Angst ein Gefühl, und Gefühle jeder Art sind vielen Menschen immer noch angenehmer ist als völlige Nüchternheit.

Es gibt eben auch die sogenannte Angstlust: Angst kitzelt; aus diesem Grund schauen manche Erwachsene gern Gruselfilme. Nur können sie den Effekt besser steuern: Wenn es ihnen zu viel wird, schalten sie ab. Das Kind dagegen bleibt gebannt sitzen, bis es in echte Panik gerät.

Man darf nicht unterschätzen: Gerade die Kleinen fühlen sich von den magischen Welten der Fantasie stark angezogen und fügen begeistert eigene Imaginationen hinzu.

Selbst wenn man sich zum Schluss fürchtet, zeigt das immerhin, dass man, winzig wie man ist, etwas bewirken konnte – eine starke Empfindung nämlich. Und zwar ohne eine Hand zu rühren, rein mithilfe der Vorstellungskraft. Das hat eine eigene Faszination. So werden Schreckensbilder immer detaillierter ausgestaltet. Die verwirrten Eltern wiederum diskutieren endlos, woher diese Angst aus heiterem Himmel bloß kommen kann, sie argumentieren, konfrontieren, beschwichtigen – viel Aufmerksamkeit, viel Nähe, die man ohne den alten Kraken vielleicht entbehren müsste. Schon früh übt sich so, was mancher bis ins hohe Alter nicht mehr missen möchte: die Aufmerksamkeit, die einem als ängstlichem Menschen vom Umfeld zuteilwird.

Die Wirklichkeit ist meist weniger spannend

Warum nur sind Fantasien, selbst irreführende, so verlockend? Ich möchte Ihnen hier drei Hauptgründe dafür nennen:

1. Die Wirklichkeit ist oft komplex und unbegreiflich. Unsere Fantasie bietet vereinfachende, nur leider falsche Erklärungen.

2. Die Wirklichkeit stellt uns vor oft hohe Hürden. Unsere Fantasie findet bequemere, nur leider nicht zielführende Wege.

3. Die Wirklichkeit ist oft schlicht langweilig. Unsere Fantasie bringt Glanz in den Alltag.

Gegen Punkt 3 ist nichts einzuwenden, solange man trotzdem den Anforderungen des echten Lebens gerecht wird. Hübsche Träume retten uns über manchen grauen Tag.

Wir wollen aber sauber unterscheiden: Ist das jetzt Realität mit dem Ungeheuer unterm Bett, oder stelle ich mir das nur vor, weil ich zu viel mit meinen Dinosauriern gespielt habe?

Für den Schüler F hieß das: Gibt es überhaupt den leisesten Anhaltspunkt für eine Krebserkrankung, oder habe ich Bauchzwicken, weil die Schule mich frustriert und stresst? Ist das Problem erkannt, sollten Lösungswege gesucht werden, die in die Realität zurückführen: Sind Prüfungsängste der Grund für die Beschwerden, sollte ich vielleicht mit meinem Chemielehrer reden, wo er meine (kleineren) Schwächen sieht, aber auch erklärt, was ich dagegen unternehmen könnte. Oder bin ich einfach zu viel allein und komme deshalb auf bizarre Einfälle? Dann muss ich wohl endlich versuchen, mich mit einem passabel wirkenden neuen Mitschüler bekannt zu machen. Oder wäre es nicht an der Zeit, zum Hockeytraining zurückkehren? Was die Feuerwehr angeht, erinnere ich mich noch gut an das Gespräch mit dem Patienten:

»Wollen Sie da wirklich weitermachen?« fragte ich Herrn F, denn ich zweifelte, ob es das Richtige für ihn wäre, seine Fantasien noch mehr anzuheizen, indem er sich real beängstigenden Erlebnissen aussetzte. Ich fand, er müsste sich nicht über Gebühr aufregen.

Aber er antwortete: »Ach, wissen Sie, wenn man Chemie studieren will, muss man löschen können.«

Das klang jetzt nicht unbedingt nach dem leidenschaftlichen Helferwillen, den man bei Feuerwehrleuten sonst vermutet. Der katastrophenaffine Herr F dachte jedoch schon wieder an Explosionen im Labor. Ich tröstete mich mit dem Gedanken, dass sein Studienbeginn noch ein Jahr entfernt war. Bis dahin wollten wir üben, die wundervolle Schöpfungskraft der Fantasie ein wenig zu zähmen und nutzbringender zu verwenden.

Wie bewege ich meine Fantasie dazu, eine positive Richtung einzuschlagen? Drei Strategien bieten sich an:

1. Hilfreiche Imaginationen

Hierbei richten wir unsere Fantasie auf ein angenehmes Thema und denken uns bewusst etwas Nettes aus. Der Sinn der Sache: Bei positiven Imaginationen produziert unser Gehirn Wohlfühltransmitter. Die sind heilsam, die wollen wir haben. Wir glauben nicht, dass wir wirklich zaubern oder fliegen können. Aber wir genießen das Wohlgefühl, das mit einer schönen Vorstellung einhergeht. Versuchen Sie es mit selbst erfundenen Geschichten, Sehnsuchtsorten,

»Luftschlössern«, oder lesen Sie etwas, gern eine schöne Illustrierte, oder mit Ihrem Kind ein lustiges Bilderbuch. Oder schauen Sie einen unterhaltsamen Film.

Außerdem können wir unsere Fantasie gut gegen unsere (ja ebenfalls selbst fabrizierten) Schreckgestalten ins Feld führen. Sobald sich die Angst meldet, schießen wir zurück: »Lass mich in Ruhe!«

Äffen Sie die bis zum Überdruss bekannten Behauptungen der Angst nach, die Ihnen im Kopf kreisen und seien Sie ruhig bissig:

»Hautkrebs, ach, wirklich. Melanom? Geht es noch? Haben gelacht!«

Wenn Sie der Schwindel plagt, drohen Sie: »Stopp, du alter Drehwurm, sonst wirst du Fischfutter!« Und Sie stellen sich vielleicht den eifrig kreiselnden Köder am Ende Ihrer Angel vor.

Auch mit Untieren lässt sich spaßen, wie nicht zuletzt die Sesamstraße lehrt. Betrifft es Ihr Kind, so schauen Sie unters Bett und sagen vielleicht:

»Ich glaube, ich sehe das Monster. Es ist blau, frisst Kekse und macht eine Sauerei. Hol bitte den Staubsauger, wir müssen die Krümel wegsaugen.«

Wetten, dass das Kind dann eher über Sie, den Erwachsenen mit überschießender Fantasie, lachen muss? Schon ist die Angst besiegt, denn sie gewinnt einen Teil ihrer Macht nur daraus, dass wir sie zu bierernst nehmen. Aber aufpassen, dass man nicht jeden Abend den Monster-Sketch aufführen muss. Vielleicht tut es dann im Austausch doch eher ein Moment der Aufmerksamkeit oder ein kleines Einschlaf-Ritual. Auf die Dauer darf das Kind die wunderbare Erfahrung machen, dass es nach dem liebevollen Gutenachtkuss ganz von selbst und umstandslos in Schlaf sinkt. Die im Kinderbett entwickelte Kunst der Selbstberuhigung ist ein Geschenk fürs Leben.

2. Abschalten

Wenn die Fantasien sich überschlagen, ist manchmal Abschalten nötig. Wir machen es uns bequem, erlauben dem Kopf, sich zu leeren, lassen uns treiben. Manche Leute beherrschen die Kunst des Viertelstunden-Schlafs – zum Beispiel, wenn nach dem Mittagessen plötzlich die Lider schwer werden. Dann tut es gut, sich hinzulegen, eventuell mit Handywecker, und der Müdigkeit kurz nachzugeben. Achten Sie darauf, dass positive Fantasien Sie ins Traumreich tragen. Zu dem Zweck können Sie vorher zum Beispiel einen Blick in eine Zeitschrift mit schönen Fotos werfen.

In anderen Momenten bändigen Achtsamkeits- und Präsenzübungen den mentalen Trubel. Statt dem Angstkarussell nachzugeben, zählen Sie lieber fünf Minuten den Atem oder die Bäume vorm Fenster. Es gibt auch viele Apps mit guten Achtsamkeitsübungen.

3. Aktiv werden

Schöne Fiktionen sind das eine, schöne Fakten das andere. Wir wollen im echten Leben bleiben und dort etwas schaffen, das uns einen guten Tag ermöglicht. Statt Fantasien über Krankheit nachzuhängen, dient ein Spaziergang unserer Gesundheit im Hier und Jetzt. Das Kind, das sich zahllose Drachen ausdenkt, sollte vielleicht mal einen einzigen freundlichen Drachen ***basteln***:

»Wir nähen jetzt ein freundliches Monster für den Hausgebrauch. Hier habe ich die Anleitung.«

Es gibt dafür Sets mit Stoff und allem zu kaufen. So eine Bastelbox mit verlockendem Material und Abbildungen weckt Interesse. Natürlich gehört zum Nähen Fingerfertigkeit, hier kann das Kind also etwas Nützliches üben. An Ende dann Begeisterung: Man hat etwas selbst gemacht, durchgehalten, an Geschick gewonnen! Solche Erfolgserlebnisse vertreiben die Angst.

Wir Großen machen es genauso: Wenn die Fantasie mit uns durchgehen will, wir aber Besseres zu tun hätten, putzen wir lieber die Fenster oder das Auto, lernen, trainieren oder gehen zum Frisör. Alles besser, als die Kuckuckseier auszubrüten, die uns die Angst ins Nest legen möchte.

Kapitel 7

Keine vorschnellen Schlüsse!

»Ich werde nie mehr gesund.«

Sie hatte es schwer. Erst der dumme Sturz mit Beckenringfraktur, dann Operation mit akutem Nierenversagen als Komplikation, anschließend auch noch Panikattacken. Wie soll man seine Krankengymnastik machen, wenn man aus Angst vor neuem Unheil nicht mehr auf die Füße kommt? Frau G stützt sich beim Eintritt in meine Praxis hilflos auf Sohn und Schwiegertochter. Die beiden klagen: »Sie hätte in eine Reha-Klinik gemusst, aber sie wollte nicht!« Und: »Jetzt kommt täglich der Physiotherapeut, aber sie weigert sich!«

Frau G sitzt zusammengesunken auf ihrem Platz und stöhnt: »Ich werde nie mehr gesund!«

Nachdem ich die Angehörigen hinauskomplimentiert habe, schaue ich mir die Patientin an: »Sind Sie unglücklich?«

»Das können Sie annehmen.«

»Was würde Sie wieder froh machen?«

»Wenn ich laufen könnt.«

»Und woran hakt es? Wie war die Operation?«

»Die haben mir die Nieren verkorkst! Ist das die Möglichkeit? Ich hatte doch die Knochen kaputt, nicht die Nieren!«

Ich nicke mitfühlend: »Gibt's leider. So eine Operation ist Stress für den Organismus, das bringt manchmal die Nieren aus dem Takt. Haben sich Ihre Werte inzwischen erholt?«

»Woher soll ich das wissen?«

»Müssen Sie zur Blutwäsche – Dialyse?«

»Gott bewahre!«

»Dann sind Sie, was das betrifft, aus dem Schneider. Schon mal ein Riesen-Pluspunkt für Sie. Warum soll nicht auch das mit dem Gehen wieder klappen? War der Chirurg nicht zufrieden mit seinem Ergebnis?«

Jetzt kommt Leben in Frau G. »Haha«, krächzt sie, »der Chirurg, der war ein Humorist. Sagt mir, in 'nem Vierteljahr tät ich wieder springen. Froh wäre ich, wenn ich kriechen könnt!«

»Und warum geht's nicht voran? Weil Sie Angst haben?«

»Ich zittere so, da ist das völlig aussichtslos.«

»Da müssten wir uns also ranhalten, dass Sie die furchtbare Aufregung loswerden. Wir dürfen nicht zulassen, dass der Kopf die ganze Frau blockiert.«

»Ja, mein Kopf. Kann man da was machen?«

»Unbedingt. Ist aber mit Üben und Einsatz verbunden, genau wie Ihr Lauftraining.«

»Wissen Sie, das Herkommen in Ihre schöne Praxis ist für mich sehr anstrengend.«

Ich nicke. »Ja, Frau G, ich verstehe. Aber was ist das kleinere Übel: Umständlich herkommen, Therapie machen gegen die Angst, neue Tricks lernen auf die alten Tage, außerdem häusliche Reha – oder die Alternative Rollstuhl?«

Sie erschrickt sichtlich, aber in Wahrheit spreche ich einfach aus, was sie schon die ganze Zeit denkt. Ich füge hinzu: »Der Chirurg traut es Ihnen zu. Der Physiotherapeut traut es Ihnen zu. Sie sitzen hier, ich wäre für Sie da. Es ist an Ihnen, das zu entscheiden.«

Sie wackelt vorwurfsvoll auf Ihrem Sitz herum. »Das tut aber auch noch weh!«

»Ja, Sie haben es nicht leicht. Doch wie gesagt, es ist Ihre Entscheidung.«

Sie hat Mutterwitz, so viel ist mir klar. Und auch, dass ihr dämmert, sie kommt aus der Nummer nicht raus.

»Naja, solang ich keinen Tango tanzen muss …«

Perspektivwechsel: Was sagt der Anwalt der Gegenpartei?

Wenn man mit knapp achtzig unglücklich auf dem Bauch landet und unangenehme Prozeduren über sich ergehen lassen muss, braucht man nach dem Grund der späteren Panik nicht lange zu fragen. Nur ist der Satz: »Ich werde nie mehr gesund« gefährlich. Er raubt die Hoffnung, lähmt die Motivation und kann dazu führen, dass man sich seinem vermeintlichen Schicksal kampflos ergibt. Rasch wird der Ausspruch zur selbsterfüllenden Prophezeiung.

Denn gerade bei einem Problem wie dem von Frau G kommt es auf die eigene Entschlossenheit und die Bereitschaft an mitzumachen.

Ehe wir also verhängnisvolle Behauptungen aufstellen und noch dazu glauben, sollten wir prüfen, ob wir es mit unumstößlichen Tatsachen zu haben oder nur mit Mutmaßungen. Stellen Sie Ihre Betrachtungen dabei unbedingt aus unterschiedlichen Perspektiven an, sonst könnte Ihnen Wichtiges entgehen.

Darf ich Ihnen ein profanes Beispiel geben: Stellen Sie sich bitte eine Imbissbude vor – solange Sie diese nur von hinten sehen, werden Sie wenig beeindruckt sein. Vielleicht ist da eine hässliche Bretterwand, abbruchreif. Allerdings ändert sich dieser Eindruck, wenn Sie den Geruch von frischen Thüringern vom Rost wahrnehmen!

Genauso darf Frau G wahrnehmen, dass bei ihr eine neue Brise weht und das Wort Genesung schon in der Luft liegt. Mein Tipp für Sie: Betrachten Sie die Sache aus verschiedenen Winkeln. Und behalten Sie die Möglichkeit im Blick, dass es gut für Sie ausgehen kann.

Stellen wir uns zum Vergleich eine Gerichtssitzung vor: Es wird ausgiebig von allen Seiten argumentiert. Angenommen beispielsweise, eine Malerarbeit soll fehlerhaft ausgeführt worden sein. Bei der Ortsbesichtigung sieht man gleich, dass die Tapete sich löst. Ein klarer Fall also, oder? Aber zu unserer Überraschung kann der Anwalt der Gegenpartei beweisen, dass nach Fertigstellung der Leistung ein Wasserschaden eingetreten und die Wand feucht geworden ist. Ergebnis: Der Maler ist gerettet – der erste Eindruck hat getäuscht. Wir sollten uns mit derselben Objektivität begegnen, mit der »unser Fall« vor Gericht behandelt würde.

Ein näherer Blick auf die typische Mutlosigkeit, die Krankheitsangst in uns wachruft, lohnt sich. Wir wollen wie ein guter Richter die Wahrheit herausfinden: Besteht Anlass zu so viel Pessimismus, oder könnte man die Lage auch ganz anders deuten? Was spricht für und was gegen unsere Verzagtheit? Frau G schrieb nach gemeinsamem Abwägen:

Tabelle zum Wahrheitsgehalt von Krankheitsangst

Typische Angstaussage	Was spricht dafür, dass die Aussage stimmt?	Was spricht dagegen, dass die Aussage stimmt?
Ich werde nie mehr gesund.	Ich habe noch starke Beschwerden und Einschränkungen.	Meine Behandler, die Erfahrung haben, schätzen meine Chancen positiv ein.
Ich werde wieder fallen und mir endgültig den Hals brechen.	Ich war schon diesmal nah dran.	Ich achte von nun an auf sicheres Schuhwerk, das reduziert das Risiko.
Ich bin zu zittrig für die Gehübungen.	Meine Beine wackeln schon, wenn ich nur ans Gehen denke.	Ich müsste vielleicht mehr auf die Anleitung meines Physiotherapeuten als auf meine Ängste hören.
Es tut zu weh. Sowas kann man keinem zumuten.	Manchmal ist der Schmerz richtig schneidend.	Kann sein, dass es besser wird, wenn ich meine Übungen regelmäßiger mache.
Ich schäme mich vor dem jungen Mann (dem Physiotherapeuten).	Ich bin zu alt und dick!	Er wird hoffentlich gut bezahlt. Und wahrscheinlich hat er noch mehr Patientinnen wie mich.

Die Kunst des richtigen Trainings

Wollen wir uns aus Ängsten befreien, lohnt sich – neben objektivem Denken – auch immer das Training von Präsenz und Achtsamkeit. Sie werden feststellen, dass Sie plötzlich realistischere Einschätzungen treffen. Ich darf noch einmal auf das Beispiel von Frau G zurückgreifen, die gerade hier Nachholbedarf zeigte:

Präsenz: Frau G war so sehr mit ihren Ängsten, Wünschen und Schmerzen beschäftigt, dass sie von ihrer Umgebung kaum noch etwas wahrnahm: Nicht die helfende Hand ihres Physiotherapeuten, und auch nicht seine Anweisungen und aufmunternden Worte. Zu groß waren die Scham wegen ihres Übergewichts und das Gefühl, eine Belastung und ein aussichtsloser Fall zu sein.

Achtsamkeit: Lauftraining kann nur funktionieren, wenn man gut in die eigenen Bewegungen hineinspürt, um Koordination und Kraft gezielt zu üben. Im Unterschied zum Mehlsack besitzen wir Muskeln und Knochen, entschuldigen Sie, dass ich das so drastisch ausdrücke, aber wir wollen uns ja nicht hängen lassen wie ein Sack, sondern gerade bei der Physiotherapie die Verwendungsmöglichkeiten unserer Muskeln wiederentdecken und trainieren.

Realistische Erwartungen:
Frau G verlangte zu viel auf einmal, und objektiv gesehen, ist uns das bewusst. Wenn sie sich gelegentlich zu einem verzweifelten Gehversuch durchrang, sollte es gefälligst sofort funktionieren. Früher hatte sie es schließlich auch gekonnt. Doch kaum setzte sie sich mühsam in Bewegung, stellte sich Verzweiflung ein. Frau G's Irrtum: Laufen lernen nach einer Fraktur ist für einen alten Menschen ein längerer Prozess, der aus buchstäblich vielen kleinen Schritten besteht.

Um die Erfolgsaussichten der Krankengymnastik zu optimieren, benötigte Frau G einen begleitenden Trainingsplan für die Psyche:

Plan zur Erlangung mentaler Fitness

1. Fortan begann jede Psycho- ebenso wie jede Physiotherapiestunde mit Präsenzübungen, die Frau G auch in Eigenregie zwischendurch machen sollte. Raus aus dem Horror der Fantasien, rein in die echte Welt, das war die Absicht dahinter.

2. Täglich 3 mal 5 Minuten Achtsamkeitsübungen – Wahrnehmen der Füße, der Beine, der Hände, der Arme, des Atems.

3. Konzentrationsübung: Täglich eine halbe Stunde Puzzle legen oder Kreuzworträtsel oder Handarbeiten.

4. Um die Verantwortung für die eigene Entwicklung zu übernehmen, sollte sie sich bewusst werden: Wenn ich meine Übungen nicht mache, tut's keiner. Was immer mein bestes Ergebnis sein kann: Halbherzig werde ich mein Ziel nicht erreichen.

5. Und besonders wichtig: Jeden Tag alle kleinen Fortschritte erfreut zur Kenntnis nehmen!

Übung: Momente der Besserung sammeln

Wenn wir Schmerzen haben und uns viel schlechter fühlen als vor einem Unfall oder einer Operation, fokussieren wir uns vor allem auf Verluste und Schwachstellen.

Negative Wahrnehmungen sind Kraftfutter für die Angst.

Wir drohen also, depressiver zu werden. Dabei übersehen wir, dass es auch Positives gibt; dass ganz langsam, wie im Frühling, die ersten grünen Spitzen aus der Erde lugen. Deshalb übten Frau G und ich, täglich die kleinen Momente der Besserung zu sammeln. Dazu nutzten wir die folgende Tabelle der persönlichen Fortschritte:

Datum	**In der Physiotherapie**	**Im mentalen Zustand**	**Im allgemeinen Befinden**	**Im menschlichen Kontakt**
Mo	Allein am Pedaltrainer geübt	Präsenz und Achtsamkeit geübt	Der Vanillepudding hat geschmeckt	Mit den Kindern geredet
Di	Wie oben, aber flüssiger	Wie oben, aber nicht nur zweimal, sondern viermal	Gut geschlafen	Anruf von Helga
Mi	Mit dem Physiotherapeuten richtiges Aufstehen geübt	Habe mir die Anleitung des Therapeuten gut merken können	War nach der Krankengymnastik mit mir zufrieden	Mit dem Therapeuten kann man sich gut unterhalten
Do	Mit dem Sohn nach Anleitung aufgestanden	Alle zehn Fehler im Bilderrätsel gefunden	Schmerzen erträglicher	Geburtstagskarte für Helga geschrieben

Fr	Sohn sagt, ich würde mich beim Aufstehen besser anstellen	Gestern über die Sendung gelacht	Gute Verdauung	Selber bei den Nachbarn angerufen
Sa	Auto-Ein- und Ausstieg besser	Dachte zum ersten Mal, vielleicht klappt es demnächst doch besser mit dem Laufen	Strümpfe allein angezogen	Geburtstag bei Helga
So	Wieder Pedal geübt, obwohl ich noch schlapp war von der Feier gestern	Zeitung gelesen	Trotz Anstrengung gestern geht es einigermaßen	Mein ruhiges Zimmer genossen

Super, oder?

Frau G erstellte auch mit ihrem Physiotherapeuten einen schriftlichen Trainingsplan. So ließ sich für sie leichter überschauen, was ihr bevorstand, und was sich in diesem Zeitraum erreichen ließ. Vorher hatte sie immer gemeint, dass sie schon weiter sein müsste. Jetzt beurteilte sie sich gerechter und freute sich über jeden Fortschritt.

Sie schloss dicke Freundschaft mit ihrem Physiotherapeuten.

»Der junge Mann macht das sehr gut«, sagte sie.

»Sie auch«, sagte ich.

Kapitel 8
Bange machen gilt nicht

»Aber Corona ist sehr gefährlich!«

Im Frühjahr 2020 erreichte die weltweite Coronapandemie Deutschland: Ein neuer Erreger aus der Gruppe der Coronaviren, die uns nur allzu bekannte Bezeichnung des Virus lautet SARS-CoV, verursachte bei vielen Menschen leichtere, bei einigen aber auch schwere Grippe-artige Symptome, die bis zum Tod führen konnten. Als infektionshemmende Vorkehrungen wurden Mund-Nase-Schutz, Abstandhalten und gründliches Desinfizieren (Händewaschen) allgemein Pflicht. Das öffentliche Leben unterlag spürbaren Einschränkungen, phasenweise bis hin zum »Lockdown« – Schulen, Kulturstätten, Geschäfte schlossen.

Plötzlich war Krankheitsangst ein gesamtgesellschaftliches Thema. Und man darf nicht vergessen: Auch Angst ist ansteckend.

Viele Leute fürchteten den »unsichtbaren Feind«, vor dem in täglich neuen Nachrichten gewarnt wurde, über alle Maßen. Als ich in dieser Situation meine Patientin Frau H treffe, die sich nach langem Vermeiden in den letzten Monaten viele Freiheiten zurückerobert hatte, ist sie wieder voll Angst. Wir haben uns per Videokonferenz zusammengefunden. Virtuelle Treffen sind in der Pandemie üblich geworden, auch Frau H fühlt sich so sicherer.

Dennoch äußert sie gleich zu Beginn unseres Therapiegesprächs ihre Sorgen: »Ich hatte einen leichten Schnupfen, glaube ich. Halten Sie das für bedenklich?«

Ich ziehe seufzend mein Coronamerkblatt hervor und halte es in die Kamera: »Verdächtig laut Gesundheitsamt wäre erst Fieber ab 38,5 Grad, steht hier, oder trockener Husten oder der Verlust des Geruchs- und Geschmackssinns. Genau weiß man es nur, wenn man einen Test macht.«

»Aber dann muss man vielleicht Schlange stehen. Am Ende steckt man sich dort noch an.«

»Sie können ja noch etwas warten. Bevor die Erkältung nicht schlimmer wird …«

Frau H schwenkt um: »Es war bloß heute Morgen kurz so ein Gefühl. Im Grunde dürfte nichts sein. Ich habe fast keine Kontakte, gehe nur einmal die Woche einkaufen. Zum Glück bin ich im Homeoffice. Aber langsam flimmert es mir vor den Augen vom ständigen Starren auf den Bildschirm! Ich bräuchte eigentlich Ibuprofen wegen der Kopfschmerzen, aber es heißt, Ibu macht Coronainfektionen schlimmer.«

»Hat man diese Behauptung nicht widerlegt?«

Sie zuckt unglücklich mit den Schultern. Es geht nicht nur ihr so, dass man nicht mehr alles überblickt. Die Lage ist verzwickt, täglich hört man widersprüchliche Meldungen. Selbst unter Ärzten und umso mehr in der breiten Bevölkerung werden erbitterte Kontroversen ausgefochten. Neben ausgewogenen Beiträgen gibt es Stimmen, die die Gefahren der Seuche glatt leugnen, aber auch düstere Mahner, die immer noch strengere Schutzmaßnahmen einfordern. Im Spannungsfeld dieser Extreme wird man leicht konfus, wie ich selbst merke. Jetzt aber muss ich professionellen Abstand gewinnen. Frau H's Klagen über ein Zuviel vor dem Computer kann ich nachvollziehen, aber es spricht nichts gegen den guten alten Spaziergang, es muss ja nicht die Haupteinkaufsstraße sein.

Also fordere ich sie freundlich dazu auf, sich mehr zu bewegen als Ausgleich für die Computerzeit: »Man sitzt sonst zu viel zu Hause.«

»Ja, da bin ich nur noch! Nicht mal zu den Eltern wagt man sich wegen der Ansteckungsgefahr!«

Aus den Gesprächen weiß ich, dass ihre Eltern für sie, die alleinstehende Frau, seit jeher die wichtigsten Bezugspersonen sind. Da ist Mitgefühl angebracht. »Sie werden sich gegenseitig ziemlich vermissen. Aber Ihre Eltern gehören gar keiner Risikogruppe an, oder? Ich dachte, die sind erst Ende fünfzig?«

»Trotzdem.« Und mit weit aufgerissenen Augen: »Corona ist doch sehr gefährlich!«

Wahrscheinlichkeiten abwägen

Die Coronalage ist unübersichtlich. Und so ist die Pandemie – neben allem anderen – eine geistige Herausforderung. Es bedarf für uns alle einer Denkanstrengung, um uns klarer über die wirklichen Gefahren zu werden: Hat Frau H recht? Lauert überall das Coronaverderben? Wie ist diese Situation einzuschätzen?

Grundsätzlich kann man dazu erst einmal sagen: Nur weil eine Sache passieren *kann*, heißt das noch nicht, dass sie uns tatsächlich passiert.

Vor einem unwahrscheinlichen Ereignis müssen wir weniger Angst haben als vor einem wahrscheinlichen.

Die wichtige Frage ist also: Wie wahrscheinlich ist für uns persönlich eine Coronainfektion? Das ist nicht leicht zu beantworten. Zur Beurteilung eines Erkrankungsrisikos benötigt man eigentlich ausgedehnte Erfahrungswerte. Doch diese liegen für die Coronavirus-Krankheit Covid-19 so noch nicht vor.

Um uns trotzdem in die Fragestellung hineinzudenken, schauen wir zunächst einmal auf eine andere schwere Krankheit, für die bereits fundierte Statistiken vorliegen, den Lungenkrebs. Statistische Erhebungen zeigen: Neunzig Prozent aller Lungenkrebsfälle sind durchs Rauchen bedingt. Von dreißig Rauchern erkrankt durchschnittlich einer. Wieviel Angst soll man demnach haben?

Der gewitzte Tabakfreund schaut sich jetzt in seiner rauchenden Bekanntschaft um, zählt dreißig Leute ab, einer bereits krank, ergo, denkt er sich, kann es mich nicht mehr treffen. Diese Art Logik kennen Sie vielleicht? Oder es sind im Bekanntenkreis alle gesund, was die Statistik scheinbar Lügen straft. Sollte man also unbesorgt weiterrauchen?

Die Antwort lautet: Nein, lieber nicht. Viele lassen ausgerechnet einen der wichtigsten Punkte außer Acht: Sie nehmen sich und ihr Alter nicht mit in die Berechnung. Ist der Betreffende erst Mitte zwanzig wie auch sein Bekanntenkreis, dann verwundert es nicht, dass noch niemand Krebs hat. Die Erkrankungswahrscheinlichkeit hängt hier auch vom Alter, von Art und Menge des Konsums und weiteren Faktoren ab. Nutzen wir diese bekannten Daten für ein Gedankenspiel, um dem, was man das individuelle Risiko nennt, näherzukommen. Das Beispiel ist ein bisschen makaber, aber erhellend, wie ich meine.

Erkrankungswahrscheinlichkeit am Beispiel Lungenkrebs

Angenommen, wir haben einen Saal mit hundert zufällig ausgewählten Menschen im Alter ab zwanzig Jahren. Wen von ihnen trifft der Lungenkrebs in diesem Jahr mit der höchsten Wahrscheinlichkeit? Wir sortieren unsere Probanden nach Risikofaktoren:

1. Alle Nichtraucher gehen hinaus > verbleiben dreißig Personen im Raum.
2. Alle, die jünger als fünfzig sind, gehen hinaus > verbleiben zehn Personen.
3. Alle, die weniger als zehn Zigaretten täglich rauchen, gehen hinaus > verbleiben neun Personen.
4. Alle, die erst in den letzten zehn Jahren begonnen oder langjährige Rauchpausen gemacht haben, gehen hinaus > noch acht Personen im Raum.
5. Alle, die keine Probleme mit Husten und Luftnot haben, gehen hinaus > noch sieben Personen.
6. Alle, die vierteljährlich einen Besuch beim Arzt machen, gehen hinaus > noch vier Personen.
7. Alle, die Normalgewicht haben, gehen hinaus > noch drei Personen.
8. Alle, die sonst keine Suchtmittel verwenden (Alkohol, Rauschdrogen, Tabletten etc.) gehen hinaus > noch zwei Personen im Raum.

Diese beiden Personen bringen acht von acht Risikofaktoren mit. Sie sind in unserem hundertköpfigen Kollektiv am ehesten gefährdet, an Lungenkrebs nicht nur zu erkranken, sondern daran auch zu sterben. Wenn sie aus Angst vor einem solchen Schicksal den Tabak aufgäben, würde die Erkrankungswahrscheinlichkeit langsam wieder sinken. Das wäre dann eine nützliche, angemessene Antwort auf eine durchaus berechtigte Angst. Die obige Liste der Risikofaktoren ist nicht vollständig, sie nennt nur einige der bedeutsamsten. Je mehr zutreffen, umso bedenklicher wird es.

Ansteckungswahrscheinlichkeit am Beispiel Corona

Diesmal sortieren wir unsere Gruppe der Hundert nicht nach Risiko-, sondern nach protektiven (schützenden) Faktoren. SARS-CoV ist zwar ein neuartiges Virus, trotzdem sind die Ausbreitungswege bei allen durch die Luft übertragenen Infektionen ähnlich. Das hilft uns, die Ansteckungswahrscheinlichkeit für uns persönlich zu beurteilen. Eine Impfung wäre ein besonders nachhaltig schützender Faktor, steht aber bei einem neuen Virus nicht gleich zur Verfügung. Darum ziehen wir andere Kriterien heran:

1. Alle, die die offiziellen Regeln bezüglich Abstand, Händewaschen, Mund-Nase-Schutzmaske, Lüften einhalten, dürfen bleiben > noch neunzig Personen im Raum.
2. Alle, die in einem Haushalt mit weniger als acht Personen leben, dürfen bleiben > noch achtzig Leute im Raum (es gehen neun Bewohner von Studenten- und Altenheimen sowie ein Mitglied einer Großfamilie).
3. Alle, die in den letzten vier Wochen niemanden außerhalb des eigenen Haushalts umarmt und geküsst haben, dürfen bleiben > noch siebzig Leute im Raum.
4. Alle, die in den letzten vier Wochen höchstens in kleinem Kreis gefeiert haben (bis zu fünf Personen), dürfen bleiben > noch fünfzig Leute im Raum.
5. Alle, die nicht an einer krankheitsbedingten Immunschwäche leiden, dürfen bleiben > noch fünfundvierzig Leute im Raum (es gehen zwei Menschen mit schwerem Asthma, zwei mit akutem Herzleiden, ein Dialysepatient).
6. Alle, die im Homeoffice oder gar nicht arbeiten, dürfen bleiben > noch fünfundzwanzig Leute im Raum.

Diese fünfundzwanzig Leute versammeln sechs von sechs protektiven Faktoren auf sich, und zu dieser Gruppe gehören Frau H und ihre Eltern. Sie tragen somit ein vergleichsweise geringes Risiko (solange sie bei ihren Schutzmaßnahmen bleiben, versteht sich). Eigentlich bräuchten sie nicht so viel Angst vor einer Ansteckung mit Covid-19 zu haben. Und das ist genau der springende Punkt: Das Risiko und die Angst sollten in einem vernünftigen Verhältnis stehen. Erschwerend kommt hinzu, dass sich Frau H's jetzt bereits überschießende Krankheitsängste durch eine zunehmende Rückzugstendenz noch weiterhin ungünstig entwickeln könnten: Sie ist innerlich auf dem Rückzug und bleibt äußerlich immer isolierter. Man darf nicht vergessen: Auch Einsamkeit ist ein gesundheitlicher Risikofaktor. Das »Vitamin B« (für »Beziehung«) ist nicht nur im Berufsleben wichtig, sondern mindestens ebenso sehr in psychischer Hinsicht.

Wir sollten hier ganzheitlich denken:

Unsere Immunabwehr profitiert von regelmäßiger Bewegung, frischem Obst und Gemüse – und insbesondere von einer ausgeglichenen Stimmung.

Frau H sollte daher ihr Kontaktleben mit Augenmaß pflegen. Ihre wachsende Anspannung stellt derzeit für sie die größte Gefahr dar. Die Patientin ist bereits einmal als Notfallpatientin mit Panikattacken in der Psychiatrie gewesen – etwas, das sie so für sich nie wieder erleben möchte (erst recht nicht in Pandemiezeiten).

Im Gespräch mit mir beschließt sie zu überlegen, für welche ihrer Freunde ähnlich viele schützende Faktoren gelten wie für sie selbst, sodass mit ihnen eine Verabredung infrage kommt. Denn für unsere Psyche machen ein oder zwei regelmäßige Kontakte neben Eltern und Beruf bereits einen spürbaren Unterschied.

Natürlich unterstütze ich Frau H darin, die geltenden Vorschriften einzuhalten, aber es ist mir möglich, ihr zugleich verbleibende Freiräume aufzuzeigen, um ihre Bedürfnisse nach menschlicher

Wärme, Austausch und Abwechslung effektiver und gesundheitsfördernd zu nutzen.

Der Schätzfehler

Um Wahrscheinlichkeiten möglichst korrekt zu schätzen, sollten wir nüchtern zur Sache gehen. Sobald Emotionen ins Spiel kommen, können sie Denken und Wahrnehmung fehlleiten.

Sie kennen schon den Missdeutungs- und den Tunnelblickfehler aus Kapitel 4, jetzt knöpfen wir uns den Schätzfehler vor.

Da in der Coronapandemie besonders zu Beginn die Datengrundlage schwankend und dürftig war, konnten sich hier auch Experten verschätzen. Noch kritischer wird es, sobald Angst ins Spiel kommt.

Zwei einander entgegengesetzte Verzerrungen können eintreten:

1. Der phobische Schätzfehler: die Gefahr überschätzen

Die Coronapandemie, während deren Ausbreitungsphase sich alarmierende Meldungen täglich neu überstürzten, war der ideale Nährboden für Krankheitsängste aller Art. Wer gewohnheitsmäßig zur Besorgnis neigte, fürchtete sich jetzt erst recht und schätzte wie Frau H die Risiken noch höher ein, als sie ohnedies waren. Frau H fühlte sich in ihren sonst als neurotisch etikettierten Befürchtungen bestätigt: Das Leben ist gefährlich, man kann nicht vorsichtig genug sein. Leider engte sie sich auf diese Weise so sehr ein, dass die vermeintliche Sicherheit zum Kerker wurde. Auch Menschen, die zur Sensationslust neigen, begehen zuweilen diesen Schätzfehler. Da es ihnen nicht aufregend genug sein kann, übertreiben sie (für sich) womöglich die Gefahr und schlachten den spektakulären Gesprächsstoff mit Begeisterung aus.

2. Der kontraphobische Schätzfehler: die Gefahr unterschätzen

Kontraphobisch heißt hier, dass Menschen, um Missbehagen zu vermeiden, auch berechtigte Warnungen einfach vom Tisch fegen.

Sie verfallen dem Irrtum, dass sie die Bedrohung ausschalten, indem sie diese ignorieren. Da hilft Aufklärung nicht – im Gegenteil, je mehr Anzeichen von Gefahr, umso lauter wird protestiert.

Außenstehende wundern sich: Wie können diese Menschen noch den Ernst der Lage verkennen? Vielleicht aber müssen sie sich in dieser Weise selbst täuschen, weil sie anders ihre Angst nicht aushielten. Wenn man auf eine Gefahr hinweisen will, sollte man daher trotz aller Dringlichkeit taktvoll vorgehen und nicht zu sehr auf die Karte der Einschüchterung setzen.

Übertreibt man die Bedrohung, könnten Betroffene zur Abwehr wachsender Angst unbewusst Zuflucht zu kontraphobischem Verleugnen oder gar realitätsfernen Verschwörungstheorien nehmen.

Phobisch oder kontraphobisch: Beide Schätzfehler stellen eine Gesundheitsgefahr dar. Denn entweder wiegen wir uns in falscher Sicherheit oder wir geraten unbegründet in Panik. Es kommt also sehr darauf an, sich eingehend zu informieren oder, wie im Fall des neuartigen Coronavirus, die eigene Unwissenheit ehrlich zuzugeben. Besser zusammen mit Sokrates sagen: »Ich weiß, dass ich nichts weiß«, als risikoträchtigen Fehlscheinschätzungen aufsitzen.

Nun denkt man sich vielleicht: »Aber ich kenne mich aus, ich studiere täglich die einschlägigen Seiten im Internet!«

Tja, nur dass auch dort (und besonders während der Coronakrise) neben gesicherten Informationen massenweise umstrittene Prognosen, Vergleiche und Modelle kursieren.

Denn noch eins behindert die Wissenssuche im Netz: Unsere Suchmaschinen kennen unsere Ansichten nur zu gut. Google hat längst gemerkt, ob wir uns mehr mit spektakulären Schreckensbildern und Unheilspropheten oder aber Coronaskepsis und Regierungskritik beschäftigen. Entsprechend bietet uns die Suchmaschine die Seiten an, die uns in unseren Vorannahmen bestärken.

Die geängstigte Frau H erhält also immer mehr Mitteilungen, die ihre Befürchtungen bestätigen – ein Teufelskreis. Gut für Google, weil das Unternehmen auf diese Weise eine Kundin an sich bindet, schlecht für Frau H und den Verlauf ihrer Angsttherapie.

Das Ruhekissen Erfahrungswissen

Das Eingeständnis eigener Unwissenheit kann befreiend wirken: Man übernimmt keine Verantwortung, bleibt abwartend und muss später keine überstürzten Entscheidungen bereuen. Wir sind nun einmal nicht auf jedem Gebiet Fachleute, und selbst Profis können nicht hellsehen. Unsere diversen »Medien« – in dieser Bezeichnung steckt bereits, dass es sich lediglich um Vermittlerdienste handelt – werden uns daher nicht immer zur Erleuchtung führen.

Andererseits sind wir auch keine Kleinkinder. Was wissen wir eigentlich aus persönlicher Anschauung und somit aus erster Hand? Gerade in unruhigen Zeiten sollten wir auf eigenes gesichertes Erfahrungswissen zurückgreifen, das wir im Laufe unseres Lebens gewonnen haben.

Wir wollen in solchen aufregenden Zeiten nicht versuchen, altbekannte Tatsachen in ihr Gegenteil zu wenden, nur weil uns die

Pandemie zum Himmel stinkt. Wir alle leiden schließlich unter den Beeinträchtigungen, die eine weltweite Krise mit sich bringt. Vielmehr sollten wir gerade in der Stunde der Gefahr möglichst auf der Basis von Tatsachen und Erfahrungswissen urteilen. Lassen wir uns nicht von Wunsch- oder Katastrophendenken verblenden.

Wenn man aus Ahnungslosigkeit irrt – dann kann das jedem passieren. Aber nicht, wo wir es hätten besser wissen müssen. Reden wir uns nicht die Köpfe heiß, wo kaltblütige Akzeptanz besser wäre. Besser eine harte Wahrheit, mit der sich arbeiten lässt, als eine unselige Täuschung.

Bei Patientin G mit dem Gehproblem half es schließlich auch nichts, so zu tun, als sei alles ganz einfach oder aber umgekehrt völlig aussichtslos. Stattdessen war mir wichtig, sie zu ermutigen, bei der Physiotherapie angstfrei und mit dem Streben nach Besserung mitzuwirken.

In schwierigen Phasen fragt man sich oft, ob nicht doch alles ganz anders ist, als es die Spatzen vom Dach pfeifen. Aber damit vertun wir nur wertvolle Zeit oder opfern gar unsern bewährten Faktensinn. Denn schließlich ist er es, der uns aus der schwierigen Lage heraushelfen wird, nicht aber unsere Illusionen. Auch das wissen wir nur zu gut. Statt uns sinnlos das Hirn zu zermartern, geben wie lieber ein paar einfache Antworten auf die Frage nach der eigentlichen Situation.

Einfache Antworten auf einfache Fragen

- Ist Abstandhalten zur Vorbeugung gegen Ansteckung sinnvoll? Ja. Wir sind immer schon auf Distanz gegangen, wenn plötzlich jemand neben uns losnieste. Zur Beruhigung möchte ich noch hinzufügen, dass Erreger gewöhnlich nicht in Bruchteilen von Sekunden übertragen werden. Als Anhaltspunkt darf ich hier präzisieren: Experten unterscheiden zwischen einer Exposition von mehr oder weniger als 15 Minuten. Je länger wir einem Krankheitsherd ausgesetzt sind, desto größer die Gefahr der Ansteckung.

- Sind Mund-Nase-Schutz-Masken sinnvoll? Ja. Deshalb tragen Chirurgen seit Professor Sauerbruchs Zeiten Masken beim Operieren zum Schutz vor Bakterien, Viren und anderen Keimen. Heutzutage gibt es besonders wirksame partikelfilternde Masken (sogenannter FFP2- oder FFP3-Typ). Alle zwei bis vier Stunden bitte an den Maskenwechsel denken!

- Hilft es, wenn man sich gründlich die Hände wäscht? Ja. Dazu hat man uns bereits im Kindergarten erzogen. Mikrobiologische Keime bleiben ständig an uns haften. Obwohl längst nicht alle krankheitserregend sind, möchte man möglichst wenige ins Körperinnere gelangen lassen, daher hilft es, sie mit Seife zu töten und dann mit Wasser abzuspülen.

- Nutzt es bei Infektionsgefahr, die Luft rein zu halten? Ja. Deshalb wurde gegen Brustkrankheiten die Luftkur erfunden zu Zeiten, als es noch gar keine Antibiotika gab.

- Sind Masken lästig? Ja. Aber in Pandemiezeiten sind sie das kleinere Übel. Hat sich Ihr Chirurg schon einmal über mangelnden Tragekomfort bei Ihnen beschwert – oder operiert er grundsätzlich mit der Maske, auch stundenlang? Man kann es also schaffen …

- Wenn Keime uns unsichtbar überall zu Tausenden auflauern, muss ich da nicht andauernd Angst vor Ansteckung haben? Nein. Wir besitzen ein Immunsystem, das die allermeisten Krankheitserreger erfolgreich ausschaltet. Eine Pandemie – also die weltweite massenhafte Ausbreitung einer mikrobiologisch verursachten Erkrankung über einen bestimmten Zeitraum hinweg – ist die Ausnahme, nicht die Regel.

- Sind Infektionen besonders heimtückische Krankheiten? Nein. So pauschal ist das heute nicht richtig. Im Gegenteil, dank Hygiene, Impfungen, Antibiotika und fortschrittlicher Medizintechnik hat man die großen »Menschheitsseuchen«, die Alt und Jung dahinrafften, schon überwiegend ausgeschaltet (zum Beispiel Pocken, Kinderlähmung, Diphterie, Tuberkulose, Typhus, Cholera). Deshalb waren wir wohl alle überrascht, als Covid-19 nicht im Handstreich besiegt werden konnte. SARS-CoV ist im historischen Vergleich nicht das gefährlichste aller Viren, Kinder zum Beispiel erkranken hier kaum. Dennoch waren Todesraten bis zu fünfundzwanzig Prozent der Erkrankten, wie sie zu Beginn der Coronapandemie und bei Ungeimpften auftraten, für unsere heutigen Verhältnisse so alarmierend, dass einschneidende Maßnahmen getroffen wurden. Leicht war das nicht. Wir alle vermissen unsere gewohnten Freiräume.

- Soll ich trotz Pandemie weiter meine Kontakte pflegen? Ja. Wir sind soziale Tiere, deshalb nutzen wir die Spielräume, die uns die Vorschriften und unsere eigene kluge Einschätzung lassen.

- Sind Kontakte ohne Maske inniger? Ja. Wo es die allgemeinen Vorschriften und individuellen protektiven Faktoren erlauben, nehmen wir sie ab.

- Soll ich trotz Corona weiter nach draußen gehen? Ja. Wir brauchen Bewegung, suchen wir uns also geeignete Gelegenheiten, Sportarten und Strecken.

- Bringen die Schutzmaßnahmen etwas? Ja. Die Grippe, eine eng verwandte Krankheit, ist zurzeit kaum virulent – sie verbreitet sich kaum, es gibt viel weniger Ansteckungsfälle. Das zeigt, dass die Maßnahmen greifen.

Kosten-Nutzen-Bilanz von Krankheitsangst

Immer wenn wir Angst haben – und wäre sie noch so berechtigt – bleibt die Tatsache bestehen, dass dieses Gefühl eine Last und Erschwernis für unseren Organismus darstellt. Früher oder später müssen wir unsere Furcht meistern, wenn wir kraftvoll und doch besonnen handeln wollen.

Angst kann ein Wegweiser, aber niemals ein guter Begleiter sein.

Schon gar nicht darf sie Krankheitswert erlangen, indem sie uns Kopfschmerzen, Niederstimmung, Konzentrationsstörungen oder Schlaflosigkeit bereitet. Die Angst sollte nicht mehr kosten, als sie uns nutzt.

Um herauszufinden, ob Frau H's Krankheitsängste – aktuelle und frühere – sich unterm Strich »lohnten«, schrieben wir wieder eine Tabelle:

Tabelle Kosten-Nutzen-Bilanz

Sorge	Nutzen	Kosten	Lohnend ja / nein?
Ich könnte mich mit Corona infizieren.	Ich halte alle Maßnahmen ein, bin eher noch vorsichtiger.	Ich sitze fast nur allein daheim. Um mir die Zeit zu vertreiben, googele ich Schreckensmeldungen über Corona. Danach bin ich erst recht beängstigt.	In dem Umfang: Nein. Die allgemeinen Regeln bieten ausgewogenen Schutz. Ich will nicht in meine alte Einsiedelei zurückfallen, das vermehrt meine Angst.
Was sollen in Coronazeiten Leute mit Herzbeschwerden machen? Ich würde mich an deren Stelle nicht in die Notaufnahme trauen, denn dort könnte ich mich anstecken. Lieber mache ich gar nichts.	Wer daheim bleibt, trifft keine infektiösen Personen und steckt auch selbst niemanden an.	Sollte ein gravierendes Herzproblem vorliegen, riskiert man ernsthafte Krankheit.	Nein. Für das Herz muss gesorgt werden, zumindest mit einem Anruf beim ärztlichen Bereitschaftsdienst (116/117), der eine weiterführende Beratung bietet.

Sorge	**Nutzen**	**Kosten**	**Lohnend ja / nein?**
Ich könnte Krebs bekommen.	Ich könnte mich gegen ein eventuell gesundheitsschädliches Verhalten entscheiden, zum Beispiel gegen Rauchen oder Alkohol. Es hilft auch, Übergewicht zu reduzieren. Oder verdächtige Symptome, falls vorhanden, abklären lassen.	a. Stress, falls ich mich tatsächlich einer Entwöhnung oder dem Arztbesuch unterziehe. b. Stress, weil ich mir Sorgen mache.	a. Ja. b. Nein. Besonders wenn Sie bereits gesund leben, sollten Sie lieber denken: Sie haben Ihre Chancen auf Langlebigkeit optimiert. Falls Sie dagegen ungesund leben: Sorgen allein machen Sie nicht gesünder.
Mein Arzt könnte etwas Wesentliches übersehen.	Ich denke in der Behandlung mit und übernehme meinen Teil der Verantwortung.	a. Stress, weil ich mich im Internet weiterzubilden versuche. b. Stress, weil ich meinem Arzt immer weniger traue.	a. Ja, aber nur bis zu einem gewissen Grad. Zum Experten werden Sie so nicht, Ihnen fehlen weiterhin das nötige Gesamtwissen und die Erfahrungswerte. b. Nein. Wenn Sie das Vertrauen verlieren, wechseln Sie lieber den Arzt. Bei zu häufigen Wechseln überprüfen Sie wieder die Kosten-Nutzen-Bilanz.

Und wie ist das mit dem Impfen?

Impfen bedeutet, dass unser Organismus eine immunstimulierende Substanz erhält, die die Bildung von Abwehrkörpern gegen einen bestimmten Krankheitserreger anregt, sodass für eine gewisse Zeit keine Ansteckung mehr möglich ist. Allerdings sind Impfungen nicht in jedem Fall frei von unerwünschten Wirkungen. Diese können von leichten Problemen wie anfänglichen Schmerzen an der Injektionsstelle bis hin zu lebensbedrohlichen Komplikationen wie zum Beispiel einem allergischen Schock reichen. Beim Impfen ist somit wieder die Kosten-Nutzen-Bilanz von entscheidender Bedeutung: Der Impfstoff muss erheblich weniger gefährlich sein als die Krankheit, die mit ihm bekämpft werden soll. Erst wenn er in umfangreichen Studien seine Verträglichkeit und Wirksamkeit bewiesen hat, erhält er eine Zulassung, und auch danach müssen eventuell auftretende ernste Komplikationen dem Gesundheitsamt gemeldet werden. Die meisten Fachleute und große Teile der Bevölkerung sind zu Recht von dieser Art der vorbeugenden Behandlung begeistert.

Es gibt aber auch Gegner, die speziell bei der im Rekordtempo entwickelten Coronaschutzimpfung Misstrauen anmeldeten: Wurde in der Eile wirklich die nötige Sorgfalt und Sachkenntnis aufgebracht? Wie kann man das als Laie beurteilen?

Die ehrliche Antwort lautet: Wir Laien können das gar nicht. Aber das gilt bei näherem Hinsehen ja für viele Themen: Egal, ob wir unser Auto in eine Werkstatt geben, uns ins Flugzeug oder auch nur in ein Restaurant setzen – immer müssen wir uns darauf verlassen, dass die dortigen Profis, der Mechaniker, der Pilot, die Köchin wissen, was sie tun, und uns nicht durch Nachlässigkeit zu Tode bringen. Dürfen wir nicht mit demselben Recht den für die Impfung verantwortlichen Wissenschaftlern und Politikern vertrauen?

Haben sie uns im Leben nicht oft gut begleitet und versorgt – von funktionierenden Medikamenten bis hin zur verlässlichen Infrastruktur? Wenn wir das bejahen, können wir dieses Erfahrungswissen auch auf die Impffrage anwenden.

Ich möchte Ihnen jetzt beispielhaft ein paar wissenschaftliche Daten zum Coronaimpfstoff Comirnaty® (mRNA-Impfstoff Biontech) nennen. Bitte verstehen Sie das nicht als Werbung für diese bestimmte Substanz, auch nicht als direkte Impfempfehlung. Eine solche kann nur nach individueller Beratung und Aufklärung durch einen Arzt erfolgen. Die nachstehenden Angaben sollen Ihnen lediglich helfen, die Kosten-Nutzen-Bilanz des Impfens im Allgemeinen realistisch einzuschätzen.

Ein paar Daten zur Corona-Impfung

Bis zum 10. Januar 2021 erhielten über 600.000 Patienten in Deutschland Comirnaty® injiziert. Sieben Patienten starben in den vier Tagen nach der Impfung – das heißt, etwas mehr als jeder hunderttausendste Geimpfte starb. Alle sieben Verstorbenen wiesen vorab schwere Grunderkrankungen auf und waren zwischen 79 und 93 Jahre alt. (Quelle: Deutsches Ärzteblatt, 22. Januar 2021, Nadine Eckert). Im Vergleich dazu die Sterberate von Covid-19 – also der Prozentsatz von Patienten, deren Corona-Infektion zum Tode führte: Er lag in Deutschland, Stand 18. Januar 2021, bei 2,29 Prozent (Quelle: Johns Hopkins University, 19. Januar 2021, Rainer Radtke). Bis zu diesem Zeitpunkt starb im Mittel etwas mehr als jeder fünfzigste Infizierte. Die Covid-19-Erkrankung war in Deutschland bis dahin somit etwa zweitausendmal gefährlicher als die Impfung. Oder anders gesagt: Auf einen Cominarty®-Impftoten kamen zweitausend Covid-19-Tote. Grundsätzlich unterliegen Impfstoffe bei uns auch nach der Zulassung ständigen Kontrollen. Gravierende Komplikationen und zeitnahe Todesfälle müssen gemeldet und wissenschaftlich ausgewertet werden. Nähern sich die mit dem Impfen verbundenen Gefahren denen der Krankheit an, wird der Impfstoff aus dem Verkehr gezogen.

Impfstoffe müssen nicht nur verträglich, sondern auch wirksam sein. Die Wirksamkeit von Cominarty® wurde bei der Zulassung am 21. Dezember 2020 von der Europäischen Arzneimittelagentur zwischen 90 und 100 Prozent angegeben. Das heißt, dass im Durchschnitt 95 Prozent der Geimpften gegen Covid-19 immun wurden. Das ist ein hoher Wert. Die Wirksamkeit der Influenza-Schutzimpfung (»saisonale Grippe«) liegt nur zwischen 70 und 80 Prozent.

Die Impfskepsis ist zum Teil ein Überbleibsel vergangener Zeiten: Nachdem im 18. Jahrhundert eine Schutzimpfung gegen die Pocken entdeckt wurde und diese verheerende, gerade für junge Menschen gefährliche Viruskrankheit erstmals eingedämmt werden konnte, breitete sich unter Europas Ärzten eine Impf-Euphorie aus. Man machte waghalsige Experimente, ohne die mikrobiologischen Hintergründe zu durchschauen, nahm fatale Komplikationen bei den Patienten in Kauf und brachte so die Methode in Misskredit. Es stimmt demnach: Mit ungeeigneten Impfungen lässt sich viel Schaden anrichten. Allerdings glänzt Deutschland heutzutage durch ein besonders gut kontrolliertes und entwickeltes Gesundheitssystem. Die Mikrobiologie ist längst eine etablierte Wissenschaft. Wir werden daher unsere Impfentscheidung nicht von den Erfahrungen anderer Generationen bestimmen lassen, sondern genau auf unsere aktuellen Bedürfnisse und Gegebenheiten achten.

Nach solch tiefschürfenden Betrachtungen wollen wir jetzt einmal tief Luft holen.

Das Leben sollte nie nur aus Sorgen bestehen, selbst wenn sie noch so berechtigt sind. Unser Kopf braucht seine Momente der Erholung, in denen er sich mit angenehmen Dingen befassen darf.

Natürlich sind unsere Betätigungsmöglichkeiten während Quarantäne- und Lockdown-Zeiten leider eingeschränkt. Damit wir trotzdem ein paar gute Tipps griffbereit haben, können wir uns eine kleine Ideenliste erstellen:

Freizeit-Tipps für ruhige Zeiten

Nützlich	Angenehm	Nützlich und angenehm
Keller aufräumen	Gedicht schreiben oder vertonen	Gärtnern
Steuertipps sichten	Dekorieren	Dehnungsgymnastik
Dateimanager im Computer ausmisten	Flugzeug- oder Schiffsmodell bauen	Geburtstagskarten basteln und verschicken
Fahrrad reparieren	Faulenzen	Freunde oder Verwandte anrufen
Garage aufräumen	Mobilé basteln	Urlaubsfotos sichten / sortieren
Geldanlagen recherchieren	Vögel bestimmen	Jemandem einen Wunsch erfüllen
Ihre eigenen Ideen?		Achtsamkeit praktizieren
	Neuen Hut kaufen	
Weiterbildung buchen		
		Mit dem Hund Gassi gehen

Ein Seitenblick auf sogenannte Laster

Manchmal legen wir uns Gewohnheiten zu, die zwar dem Lustgewinn, nicht aber der Gesundheit dienen: Wir schlemmen, trinken, rauchen, von unerlaubten Drogen ganz zu schweigen.

Gerade in Phasen der Frustration und Langweile kann so etwas ausufern.

Man sitzt tatenlos herum, und unmerklich leert sich eine Flasche nach der anderen. Oder man sucht Geselligkeit beim Rauchen (gemeinsame Laster verbinden).

An dieser Stelle könnte ein bisschen Krankheitsangst nicht schaden: Wenn wir den Eindruck haben, dass wir zu viel konsumieren, werden wir jetzt vielleicht nachdenklich. Stimmt, es ist kein Pappenstiel, mit dem Rauchen aufzuhören. Aber wir dürfen uns Hilfe holen, zum Beispiel auf www.anbieter-rauchberatung.de. Spezielle Programme erleichtern den Entwöhnungsprozess und steigern die Erfolgschancen um mehr als das Sechsfache. Auch Menschen mit erhöhtem Alkoholkonsum finden Beistand im Netz (zum Beispiel auf www.selbsthilfealkohol.de).

Was immer Ihr Problem sein mag: Hier macht sich die Internetrecherche wirklich nützlich und eröffnet Angebote, von denen man bisher nichts wusste. Vielleicht probieren Sie das einfach mal aus.

Übung: Sonnenschein-Tagebuch

Die Corona-Pandemie brachte uns ins Grübeln, weil wir

a. mehr Angst
b. mehr Zeit
c. weniger Zerstreuung

hatten. Dagegen hilft es, wenn wir unsere Kontakte oder ein Hobby pflegen.

Und was tun gegen die schwarzen Gedanken, die sich nur zu leicht einstellen, wenn wir, wie in der Coronapandemie, von allen Seiten mit unerfreulichen Nachrichten berieselt werden?

Wir können uns als Ausgleich ein »Sonnenschein-Tagebuch« zulegen, in dem wir die guten Erfahrungen des Tages notieren, das Gelungene und Erfreuliche.

Natürlich zählen hier nicht nur die großen, weltbewegenden Dinge, sondern gerade die netten Kleinigkeiten. Was kann man eintragen? Ich darf Ihnen als Beispiel noch einmal Frau H zitieren. Sie notierte unter anderem:

wenn sie gut geschlafen hatte;
wenn sie ein nettes Gespräch geführt hatte;
wenn ihr ein Stück Arbeit gut gelungen war;
wie sie mit ihrem Hobby, dem Handarbeiten, vorankam;
wenn das Essen geschmeckt hatte;
wenn Erde oder Himmel einen schönen Anblick geboten hatten;
wenn eine Verabredung geklappt hatte.

Und falls sie gelegentlich einen Stimmungs-Absacker hatte, konnte sie in diesem Tagebuch nachlesen und sich an den schönen Gedanken wieder aufrichten.

Kapitel 9

Mein Arzt, mein Freund

»Ich gehe lieber einmal zu oft.«

Herr I kam erstmals vor einem guten Jahr zu mir, nachdem seine Frau unerwartet verstorben war. Sie hatte ihn durch alle Anfechtungen des Lebens begleitet und bei Schnupfen Hühnersuppe, bei Bauchweh Haferbrei serviert. Doch dann starb sie, gerade als die beiden es sich mit Eintritt der Pension schön machen wollten, an einer Hirnblutung. Herr I, kinderlos, wusste nicht, wie er allein weitermachen sollte, und verstand im Übrigen die Welt nicht mehr. Schließlich hatte er seine Ehefrau für viel robuster gehalten als sich selbst.

Aber mittlerweile sind etliche Therapiestunden vergangen. Wir haben Trauer, Zorn, Schuldgefühle und Versagensängste bearbeitet. Herr I fühlt sich besser. Zwar wäscht er seine Wäsche immer noch nicht selbst, aber er hat eine verlässliche Zugehfrau gefunden, wie er das nennt. Nur stammt sie aus dem Kosovo und versteht wenig Deutsch, seinen Plauderbedarf kann er mit ihr nicht decken. Dafür hat Herr I die Ärzte. Heute erzählt er wohlgelaunt von seinem Orthopäden, der ihm gegen Schulterbeschwerden eine Stoßwellentherapie vorgeschlagen habe, was sein Hausarzt für Humbug halte. Letzterer wolle ihn vielmehr in eine Gymnastikgruppe lotsen:

»Der ist so ein Turnbruder, möchte alle Leute für seinen Verein schnappen.«

»Versuchen Sie es doch ruhig. Die Stoßwellen können Sie trotzdem in Anspruch nehmen.«

»Ach was, mein Kardiologe sagt, Sport sei nichts für mich.«

»Herr I!« Ich fasse ihn streng ins Auge. »Das kann der Kollege nur scherzhaft gemeint haben. Sie haben mir schon so oft erzählt, wie sehr er Ihr Herz lobt!« Herr I braucht nämlich gar keinen Kardiologen, sein gelegentliches Pulsrasen ist rein nervöser Natur. »Da könnten Sie ruhig etwas Gymnastik machen. Das stärkt Sie!«

Herr I wehrt sich, um seine Würde zu bewahren: »Er meinte damit, dass ein Mann wie ich keine Purzelbäume mehr schlägt. Außerdem ist mein Terminkalender überfüllt.«

Herr I weiß genau, dass neue Kontakte ihm guttäten und die Turngruppe sich deshalb stark anbietet, aber wenn er nicht will – oder, um es im Therapeutenjargon zu sagen, wenn er im Widerstand ist –, dann redet er nur von seinen Beschwerden und drückt alle anderen Themen weg.

Ich sage also erwartungsgemäß etwas, um ihn unter Druck zu setzen:

»Eigentlich können wir froh sein, dass Sie so viel fitter geworden sind. Insofern bräuchten Sie auch nicht mehr so viele Arzttermine. Wie wäre es zur Abwechslung mit ein paar normalen Bekannten?«

»Dank meiner vorzüglichen Mediziner ist mein Befinden sehr gut. Ich gehe lieber einmal zu oft.«

»Ich weiß, Sie sind da sehr zuverlässig. Aber so langsam läuft das Therapiekontingent aus. Ich wäre froh, wenn ich wüsste, dass Sie ein paar Ansprechpartner mehr hätten. Denn eigentlich sind Sie ein geselliger Typ.«

Herr I schmollt trotz des Lobes. »Aber kein Sportsfreund. Nein, nie gewesen.«

Ich überlege, wie ich ihn zu fassen bekomme:

»Ja, was denn dann? Was würde Ihre Frau sagen, wenn sie Sie hier so sitzen sähe? Sie würde wissen, was Ihnen fehlt!«

Herr I stutzt einen Moment, dann röten sich seine Wangen: »Sie würde sagen, geh mit Elfie von nebenan Kaffee trinken, das wollte die doch schon immer.«

Ich schmunzle in mich hinein, denn das ist nun wirklich mal etwas anderes als der nächste Arztbesuch.

Es ist so schön, beruhigt zu werden

Ein Arztbesuch hat bei richtiger Handhabung durchaus Unterhaltungswert. Herr I, der meine Kollegen nur zu gut kennt, zeigt den Göttern in Weiß gern ihre Grenzen auf und stellt seine Eigenständigkeit unter Beweis, indem er genau das Gegenteil von dem tut, was nach ausführlicher Diagnostik beschlossen wurde. Da er auf körperlicher Ebene recht stabil ist, kann er sich das ohne großes Risiko erlauben. Auch Machtspiele haben ihren Reiz – selbst wenn die Betroffenen mit der eigenen Angst spielen.

Doch in Wahrheit möchte Herr I seine Ärzte nicht entthronen. Nein, eigentlich sehnt er sich – wie wir alle –nach Sicherheit: Wir würden nur zu gerne von einer allmächtigen Instanz bis in die tiefste Seele erkannt und erlöst werden.

Denn dann könnten wir ruhig schlafen wie einst in den Armen der Mutter.

Herr I quälte sich schon in der Jugend mit Gesundheitssorgen, doch nach dem jähen Tod seiner Frau nahm das Problem richtig Fahrt auf: Er hatte zum ersten Mal wirklich erlebt, wozu das Schicksal fähig ist. Fortan konnte er sich nicht oft genug der Funktionstüchtigkeit seiner Organe vergewissern. Erst, wenn die verschiedenen Ärzte Entwarnung gaben, schmeckte ihm das Essen wieder.

Im Prinzip gilt sogar in unserem technischen Zeitalter: Die empathische und aufrichtige Zuwendung des Arztes ist eines der mächtigsten Heilmittel überhaupt.

Jeder Patient ist wegen seiner Gesundheitsprobleme beunruhigt und sehnt sich nach Trost. Heutzutage strahlen allerdings auch die raffinierten Maschinen des Medizinbetriebs eine Faszination aus: Mag ja sein, dass dem Arzt nichts Verdächtiges auffällt, aber die Betroffenen sagen sich, dass man es erst ganz genau wissen kann, wenn der Arzt einen Schicht für Schicht auf dem Röntgenschirm von innen gesehen hat.

Wichtig ist, dass Patienten ein Gespür dafür entwickeln, wenn sie anfangen, den Arzt mit ihren Krankheitsängsten unnötig unter Druck zu setzen. Denn sonst geben sie vielleicht selbst den Anstoß für die nächste Eskalationsstufe, und es kann sein, dass der Arzt, der wegen Fehlens kritischer Anzeichen bisher abgewiegelt hat, irgendwann einknickt und wider besseres Wissen sagt: »Na gut, dann gehen Sie eben mal zum Radiologen. Zu Ihrer Beruhigung.«

Leider bewirkt solch ein halbgares Zugeständnis bei den Betroffenen das krasse Gegenteil von Beruhigung. Der Patient entnimmt diesen Worten, dass sein Behandler offenbar plötzlich zweifelt; scheinbar ist die vorgebliche Sicherheit ins Wanken gekommen und das befürchtete Schreckensschicksal droht, Realität zu werden. Sonst würde man doch keine Untersuchung erhalten, die bestimmt fünfhundert bis tausend Euro kostet!

Denn ehe man daran glaubt, dass sich ein Arzt von den eigenen Ängsten hat beeinflussen lassen, ist man lieber davon überzeugt, dass hier doch irgendein undurchsichtiger, unheilvoller Prozess im Gange ist, der sogar die behandelnden Ärzte verwirrt. Das ist auf Dauer kein schöner Gedanke, jedenfalls ist er nichts für ängstliche Gemüter. Patienten wünschen sich verständlicherweise einen standfesten, streng der Wissenschaft verpflichteten Arzt.

Nun sind Mediziner bekanntlich auch nur Menschen und weder fehlerfrei noch stets zu hundert Prozent auf der Höhe, deshalb kann es im echten Leben schon einmal zu einem kleinen Hin und Her in der Behandlung kommen. Idealerweise aber sollte die Meinung des Arztes auf sorgfältig erhobenen Befunden beruhen und sich nur ändern, wenn sich auch der Zustand des Patienten ändert – oder wenn sich, was natürlich passiert, ein Symptom im Lauf der Zeit anders bewerten lässt als zu Beginn.

Ein Arzt sollte bereit sein, die eigene Meinung zu revidieren, wenn es die medizinischen Fakten verlangen. Aber nicht, um der Angst einen Gefallen zu tun.

Bekommt nämlich die Angst ihren Willen und wirkt sozusagen ansteckend auch auf Außenstehende, dann gedeiht sie erst recht.

Umgekehrt darf man schlechte Befunde nicht verharmlosen, um den Patienten Angst zu ersparen.

Schlechte Nachrichten erfordern besonders viel Takt und Fürsorge, alle positiven Aspekte sollten Erwähnung finden –, aber die Kernbotschaft muss klar werden. Denn über die Realität ihres medizinischen Zustands sollte man Patienten nicht auf Dauer hinwegtäuschen. Es ist ihr Schicksal, dem sie durch Leugnen und Ignorieren nicht entkommen werden. Wenn der Arzt selbst diesen Weg einschlägt, scheint es, als flüchte auch er entsetzt in die Vermeidung – oder als wäre er nicht informiert. Beides untergräbt das gerade jetzt so nötige Vertrauen. Mit irgendjemandem muss der hilfesuchende Patient über seine Probleme reden, erst recht, wenn diese bedeutend sind. Wobei das nicht heißt, dass die Gesprächszeit nun ausschließlich nur noch den traurigsten Themen vorbehalten sein soll. Patienten, die bereits über ihren Zustand aufgeklärt sind, dürfen gerne zur Abwechslung und um den Schrecken zu meistern, gelegentlich in freundlichere geistige Gefilde geführt werden.

Auch Herr I hatte eine Phase, in der er unangenehme Untersuchungen auf sich nahm, nur um in den Genuss von beruhigenden Botschaften zu kommen. Das war kostenträchtig, nicht ohne Risiko und wenig nachhaltig. Er musste lernen, sich in angespannten Momenten selbst zu beruhigen (wie Herr C in Kapitel 3), statt den Umweg über Krankheitsangst und Ärzte zu nehmen. In der Psychotherapie verstand Herr I allmählich – trotz gelegentlicher Rückfälle in alte Muster –, dass vor allem sein seelischer Zustand der Besserung bedurfte. Das war ein wichtiger Erkenntnisschritt, aber am Ziel war er deshalb noch nicht. Herr I musste letzlich feststellen und akzeptieren: Seine Genesung dauerte viele Monate. Das ist bei schweren Erkrankungen eher die Regel als die Ausnahme. Heilung ist ein Naturprozess, wundervoll und einzigartig, doch braucht sie umso länger, je größer die Wunde ist, selbst wenn sich alles optimal entwickelt. So wie es im März nicht täglich wärmer wird, sondern manchmal noch Schnee fällt und trotzdem der Frühling kommt, können auch beim Gesundwerden hin und wieder schlechte Tage auftreten, ohne dass deshalb eine neue, unerkannte Krankheit im Spiel wäre.

Die Zeit der Sorgen scheint manchmal unerträglich lang. Gibt es keine Medikamente, die der spannungsbeladenen Seele Linderung verschaffen können?

Die umstrittenen Psychopillen

Haben Sie schon einmal den Begriff »Rückenmarksdepression« gehört? Damit ist gemeint, dass manche höllischen Rückenschmerzen nicht allein durch verrutschte Bandscheiben (also makroskopische Veränderungen) entstehen. Vielmehr spielen mikroskopische Transmitter-Fehlregulationen auf Rückenmarksebene eine Rolle.

Unser Rückenmark gehört anatomisch wie das Gehirn zum zentralen Nervensystem. Seit man diese Zusammenhänge untersucht, versteht man besser, dass bei schweren Rückensyndromen auch die Medikamente, die man eigentlich bei Depressionen gibt, die sogenannten Antidepressiva, einen sichtbaren Nutzen entfalten können.

Wo deutlich wird, dass körperliche Beschwerden unter anderem psychosomatische Wurzeln haben – wie zum Beispiel Ängste –, sollten wir uns mit der Hausärztin beraten, ob ein Psychopharmakon zur Regulierung der nervlichen Spannung ratsam erscheint. Da kommen vor allem die gerade erwähnten Antidepressiva in Frage. Aber sind Antidepressiva wirklich verträglich und hilfreich? In den Beipackzetteln werden viele Nebenwirkungen aufgelistet. Das wirkt einschüchternd, deshalb möchte ich Ihnen an dieser Stelle versichern: Für die große Mehrheit aller Betroffenen lässt sich heute ein Antidepressivum finden, das ausgezeichnet vertragen wird und gute Abhilfe bringt – bei Ängsten, Niederstimmung, Schmerz- und Spannungszuständen. Neben Ihrer Hausärztin wären Psychiater und Neurologen passende Ansprechpartner oder Kollegen, die auf Schmerztherapie spezialisiert sind.

Antidepressiva entfalten ihren vollen Effekt allerdings erst nach zwei bis drei Wochen Einnahme, das ist nicht gerade der ersehnte Blitzstart. Wenn man leidet, wiegt jeder Tag schwer. Deshalb machen sich Menschen gerne in Eigenregie auf die Suche nach Mitteln mit rascherem Wirkeintritt. Gegen Baldriantee oder Lavendelöl wäre nichts einzuwenden. Bedenklich dagegen sind Alkohol oder Cannabis, Kokain, illegale Amphetamine – alles Substanzen, die kurzfristig Abhilfe bringen, mittelfristig aber mit hohem Suchtpotenzial und zerstörerischen Folgen für den Gehirnstoffwechsel und andere Organe einhergehen. Wenn man in diese Falle geraten ist, kann man sich Unterstützung bei den in Kapitel 8 genannten Stellen holen.

Nun gibt es noch ein Mittelding zwischen den langsam in Kraft tretenden Antidepressiva mit nachhaltiger Heilwirkung und rasch wirkenden, doch gefährlichen Suchtstoffen. Das sind die sogenannten Benzodiazepine: Beruhigungs- und Schlafmittel, die alle strukturell mit dem Diazepam (Valium®) verwandt sind. Die Benzodiazepine stellten in den sechziger, siebziger Jahren einen großen Fortschritt dar: Endlich gab es ungiftige Schlafmittel, die zuverlässig Ruhe brachten (»Tranquilizer«), dabei jedoch sogar in größeren Mengen nicht zum tödlichen Gift wurden wie die zuvor verwendeten Barbiturate. Mit Benzodiazepinen lassen sich extreme mentale Spannungszustände durchbrechen, wie sie beispielsweise bei Epilepsien, Schizophrenien oder schweren Depressionen auftreten; das kann Leben retten. Außerdem wirken sie erstklassig bei Panikattacken: Betroffene merken, dass sich nach kaum fünfzehn Minuten Erleichterung einstellt. Lästige Ganz-Tages-Spannungszustände, mit denen man sich wie ein halber Mensch fühlt, verschwinden. Womöglich funktioniert das sogar bei Schmerzen, gegen die zuvor niemand etwas ausrichten konnte: von den brennenden Fußsohlen bis zum Kloß im Hals. Da staunt man oft: Was, hier helfen Benzos auch? Dann war das Symptom doch offenbar stärker psychisch mitbedingt, als man gedacht hätte.

Richtig angewandt, sind Benzodiazepine also wertvolle Medikamente. Leider haben sie auch einen Nachteil. Weil sie so gut verträglich und wirksam sind, wurden sie von vielen Leuten gern und bald regelmäßig genommen. Das führte zu Schwierigkeiten, denn wie beim Alkohol setzt auch bei Tranquilizern Gewöhnung ein. Vor dieser Falle gilt es zu warnen, denn es bedeutet:

Die Psyche kann nach längerer Einnahme von Benzodiazepinen mentale Ausgeglichenheit nur noch durch weiteren Substanzkonsum, aber nicht mehr auf natürliche Weise herstellen.

Sobald der Benzodiazepin-Spiegel sinkt, melden sich erst recht Spannung und Angst, also Entzugserscheinungen. Dann ist Abhängigkeit eingetreten, die womöglich zur weiteren Dosissteigerung führt. Es kann der Punkt kommen, an dem das Gehirn *ohne* Benzos Panikattacken, ***mit*** Benzos aber Bewusstseinstrübungen entwickelt. Spätestens da ist ein schrittweiser Entzug notwendig, der allerdings nur unter ärztlicher Aufsicht stattfinden darf, um keine kritischen Symptome zu riskieren.

Das Suchtpotenzial von Benzodiazepinen ist heutzutage bekannt, wird mit den Patienten ausführlich erörtert, und Eskalationen mit bis zu zwanzig Tabletten am Tag gibt es außerhalb der Drogenszene kaum noch. Eher kommt es zur »Low-dose-Abhängigkeit«: Die Betroffenen nehmen täglich zwar nur eine kleine Menge ihres Mittels. Auf die aber möchten sie nicht verzichten, weil sie sich so entschieden besser fühlen: klar im Kopf, ohne quälende Anspannung und Schmerzen. Ist solch eine geringfügige Einnahme auf Dauer trotzdem schädlich?

Darüber streiten die Gelehrten. Manche warnen vor möglichen Spätfolgen, so vor eventueller Altersdemenz. Andere Fachleute verweisen darauf, dass leider auch ein Gehirn, das zu lange mit störungswertigen Ängsten behaftet war, ein erhöhtes Demenzrisiko hat.

In dieser Zwickmühle raten viele Kollegen neben einer psychotherapeutischen Behandlung oder anderen angstlösenden Medikamenten zu einem Kompromiss: Während schwieriger Phasen, nach Trauerfällen oder Schock-Erfahrungen, auch bei akuter Erkrankung, können Benzos unter ärztlicher Begleitung wichtige Entlastung bieten. Sobald die Stürme sich aber legen, sollte man Tranquilizer langsam absetzen, sodass das Gehirn wieder sein eigenes Gleichgewicht finden kann. Etwas anderes gilt für Antidepressiva: Hier überwiegen die Vorteile der langfristigen Einnahme.

Deshalb möchte ich Sie bitten, ein solches vom Therapeuten verordnetes Medikament bitte nicht einfach abzusetzen, sondern das passende Vorgehen in Ruhe mit dem Arzt zu besprechen.

Lieber krank als gar kein Hobby?

So unterschwellig aggressiv mehren sich die Stimmen im Umfeld vieler Patienten, die aus Angst zu häufigen Arztbesuchen neigen. Bei Herrn I drängte sich der Verdacht auf, dass er seine »bezahlten Freunde« in Form von Ärzten den mühsamen Kontaktanbahnungsversuchen in freier Wildbahn vorzog. Letztendlich aber kam er nicht nur zum Vergnügen zu mir, sondern er stellte sich in der Therapie seiner Frustration, Wut, Panik und der Einsicht, dass er einen neuen Aufbruch machen musste, wenn er auch nach seiner Verwitwung seine Lebensqualität erhalten wollte.

Solch ein Umschwung gelingt nicht immer. In seltenen Fällen nimmt die Überzeugung, unheilbar krank zu sein, bereits so viel geistigen Raum ein, dass sich die tieferen Ursprünge der seelischen Not nicht mehr freilegen lassen. Scheuen Sie sich daher – auch als Angehörige – nicht, möglichst frühzeitig Ihren Arzt nach einem Psychotherapeuten zu fragen. Viele Betroffene haben sich mit ihrer subjektiven Sichtweise eingerichtet. Sie identifizieren sich stark mit ihrem vermeintlichen Krankheitsschicksal und empfinden die Vermutung, es könnte »etwas Psychisches« dahinterstecken, in der Mehrheit als abstrus und kränkend. Der hier bestehende Missdeutungsfehler rührt unter anderem daher, dass unsere Seele noch zu wenig als biologisches System verstanden wird, das selbstverständlich genauso Störungen entwickeln kann wie jedes andere Körperteil auch. Zuweilen schreckt ein Patient unbewusst vor der therapeutischen Auslotung seiner seelischen Tiefen zurück, weil sie ihm bodenlos scheinen.

Daher hier noch einmal der Appell: Trauen Sie sich zu, dass Sie sich selbst verstehen lernen!

Nicht nur wir Therapeuten sollten uns bewusst sein, dass jedwede inneren Beweggründe, selbst wenn sie der Weiterentwicklung bedürfen sollten, zunächst menschlich und nachvollziehbar sind. Umdenken ist immer schwer, und je überzeugter man war, desto unangenehmer die Erkenntnis, dass man geirrt hat. Aber Fehler gehören ebenso wie Angst zum Leben. Wir alle stehen doch eigentlich auch sonst zu unseren Fehlern und sind bereit, uns zu hinterfragen und Irrtümer zu berichtigen, wo es nötig ist. Das ist wahre menschliche Größe und der einzige Weg zum Ziel. Eine solche Geisteshaltung können wir üben, indem wir hin und wieder zu jemandem sagen:

»Das stimmt. Hier hast *du* recht.«

Oder: »Hätte ich nicht für möglich gehalten, aber jetzt gebe ich zu ...« Es ist gut, solche Eingeständnisse bei Kleinigkeiten zu üben.

Denn so machen wir rechtzeitig die gute Erfahrung, dass Kurskorrekturen erlaubt und profitabel sind. Dann werden uns vermutlich nicht eines Tages falscher Stolz oder Sturheit in einer bedeutsameren Angelegenheit zum Verhängnis.

Mit Ungewissheit leben lernen: das Konzept der »radikalen Akzeptanz«

Der beste Untersuchungsbefund, die erbaulichsten Worte können uns immer nur eine Zeitlang beruhigen, denn Garantien für bleibende Unversehrtheit gibt es nicht. Besonders Senioren empfinden mit Unbehagen, dass die Luft von Jahr zu Jahr dünner wird – sie werden älter und merken das. Körperpflege, Kuren, Vorsorge, Früherkennung und vieles mehr sollen uns absichern –, trotzdem könnte im Prinzip jeder Tag unser letzter sein. Wie soll man mit der Ungewissheit Frieden schließen?

Hier hilft das Konzept der »radikalen Akzeptanz«. Was das heißen soll? Nun, manche Dinge lassen sich durch keine Macht der Welt ändern. Obwohl der Slogan »Nichts ist unmöglich« lautstark herumposaunt wird, ist in Wahrheit vieles unmöglich: Die Frau von Herrn I wird nie mehr lebendig. Und er selbst kann durch den besten Arzt der Welt nicht vor allem Ungemach beschützt werden.

Statt uns sinnlos das Hirn zu zermartern, eine Ärzte-Odyssee anzutreten oder gar bei Wunderheilern und Wahrsagern Geld zu lassen, sollten wir das kleinere Übel wählen, und das ist in diesem Fall: radikale Akzeptanz.

Unsere Gesundheit ist nicht unumstößlich, so ist es eben. Verlassen wir uns lieber darauf, dass vernünftige Maßnahmen unsere Erfolgschancen zumindest deutlich vergrößern. Schließlich haben wir heutzutage bei vielen Krankheiten ausgezeichnete Behandlungsmöglichkeiten.

Und selbst wenn wir irgendwann signifikante gesundheitliche Einbußen erleiden müssten, wäre nicht gleich alles verloren.

Unzählige Menschen mit Handicap sind leuchtende Beispiele dafür, dass ein erfülltes Dasein und große Leistungen trotz Behinderung erreichbar sind.

Gerade solche Menschen erreichen oft eine besondere Reife und Weisheit. Sie leben und streben aus vollem Herzen, denn sie haben – vielleicht auch erst nach hartem Ringen – ihren lähmenden Kummer und Zorn bewältigt und beschlossen, das Beste aus den jetzigen Möglichkeiten zu machen.

Das Leben ist immer ein bisschen auch Glückssache. Und warum sollten wir kein Glück haben? Warum ständig bangen, dass das Schicksal uns ein Bein stellen könnte? Wir wollen lieber glauben, dass wir friedlich ein hohes Alter erreichen und staunend an lange bewegte Jahre zurückdenken werden. Denn eins ist gewiss: Mit dieser Vorstellung schlafen wir im Hier und Jetzt besser.

Die EMDR-Methode zur Abmilderung schmerzlicher Eindrücke

Nach schockhaften Erfahrungen können sich neben allgemeinen Ängsten beklemmende Erinnerungen festsetzen – bei Herrn I war es der Moment, als seine Frau tot in den Sessel sank. Noch nach Wochen musste er ständig daran denken. Seine Psyche war so verletzt, dass sie des Schreckens nicht Herr wurde. Dies nennt man eine posttraumatische Belastungsstörung.

Bei solchen Symptomen hilft besonders eine wissenschaftlich anerkannte Methode mit dem sperrigen Namen: »Eye movement desenzitization and reprocessing«, kurz EMDR. Zu übersetzen wäre dies mit: »Desensibilisierung und Reprogrammierung durch Augenbewegungen«. Im Kern geht es darum, mit den Patienten bestimmte gefürchtete geistige Inhalte – eine schockhafte Erinnerung, im weiteren Sinn aber beispielsweise auch Krankheitsängste – zunächst absichtlich heraufzubeschwören und dann durch gezielte mentale Umstimulation zu entkräften. Dabei kommen die Augenbewegungen zum Einsatz, die von einer auf EMDR spezialisierten Therapeutin gelenkt werden, bis sich allmählich Erleichterung einstellt. EMDR lässt traumatische Erinnerungen, die allein durch Gespräche womöglich sogar intensiviert würden, oft binnen weniger Sitzungen verblassen.

Herr I zweifelte ein wenig, war aber mit einem Versuch einverstanden. Tatsächlich konnte er nach drei Sitzungen bereits ohne Schuldgefühle und betäubendes Entsetzen auf die Sterbeminuten seiner Frau blicken. Natürlich wird er trotz der Behandlung die Ereignisse niemals vergessen – dazu waren die Geschehnisse zu bedeutsam. Doch sie drängten sich ihm nicht mehr ständig ungebeten ins Bewusstsein. Er dachte weiter oft an seine Frau, aber auf sanftere Art.

Kapitel 10

Krankheit kann uns schwer beschäftigen

»Mit den ganzen Pillen kommt man leicht durcheinander.«

Ich lerne den über achtzigjährigen Herrn J im psychiatrischen Krankenhaus kennen, man hat ihn aus der Inneren Medizin zu uns verlegt. Den Kollegen war an den Brust- und Bauchorganen von Herrn J nichts Alarmierendes aufgefallen, aber dass der Patient bei den Visiten zu weinen begann, gab ihnen zu denken.

Jetzt sitzt Herr J mehr zornig als traurig vor mir und beschwert sich: »Mir ist dauernd übel. Da muss doch etwas dahinterstecken.«

Ich studiere den Arztbrief. Es wäre gelogen zu sagen, dass der hochbetagte Patient »nichts« hätte. Vor allem, was die Medikation betrifft, ist er reichlich eingedeckt. Vom Blutdruckmittel über einen Vitamin B-Komplex bis hin zum Säureblocker zähle ich neun verschiedene Mittel, teils mehrfach täglich einzunehmen. Oft kommt viel an Medikamenten zusammen, wenn jeder neue Behandler sich etwas Gutes für seinen leidenden Kranken einfallen lässt.

Ein Antidepressivum ist nun die zehnte, ihm von uns verabreichte vielversprechende Tablette.

»Vielleicht ist Ihnen von den ganzen Pillen unwohl?«, schlage ich vor.

Herr J erklärt hoheitsvoll: »An schlechten Tagen nehme ich die doch gar nicht.«

Wie ehrlich von ihm, mir das zu gestehen. Wir Ärzte und Therapeuten vermuten das zwar des Öfteren, aber wir bekommen es selten so geradeheraus auf den Kopf zugesagt.

»Richten Sie sich die Medikamente selbst?«

»So gut es halt geht. Mit dem Zeug kommt man leicht durcheinander.«

Herr J ist nicht dement, nicht lebensmüde, frei von bedrohlichen Tumor- oder Gefäßleiden, aber – sehr alt. »Wenn Ihnen übel ist, machen Sie sich dann trotzdem etwas zu essen?«, frage ich. Herr J könnte ein paar Kilo mehr auf den Rippen vertragen.

»Meine Tochter kocht.«

»Wohnen Sie bei ihr?«

»Nein!« Die abweisende Geste verrät, dass er stolz drauf ist. »Ich habe mein Häuschen.«

»Also kommt Ihre Tochter zu Ihnen? Wie oft in der Woche?«

»Ja, ein-, zweimal vielleicht.« Er runzelt die Stirn, denn er wittert die Falle. Hoffentlich weint er nicht! Mir ist unbehaglich, aber es hilft nichts.

»Sind Sie mit Ihrer Situation zufrieden? Wissen Sie, Sie als Senior dürften ja durchaus Hilfe beanspruchen. So ganz auf sich allein gestellt – schon davon kann einem flau werden, finde ich.«

»Meine Tochter hat kaum Zeit«, sagt er und schluckt. »Und der Sohn wohnt oben im Norden.«

»Es muss nicht alles an Ihrer Tochter hängenbleiben. Wie wäre es, wenn wir uns überlegen, wie Sie im Alltag besser versorgt werden könnten?«

Da schluchzt er laut: »Sie meinen ein Heim? Nein, auf gar keinen Fall.«

Nun ist mir fast schon klar, woher seine Übelkeit kommt: Ihm macht der Gedanke Angst, auf seine Selbstständigkeit verzichten zu müssen.

Krankheit als Zeitfresser

Im Alter geht alles langsamer. Bis Herr J seine Pillen sortiert und mit sich selbst besprochen hat, welche er heute weglässt, ist bestimmt eine Stunde vergangen. Dann ein müdes Frühstück, natürlich allein am Tisch, kein Wunder, dass der Toast nicht recht schmecken will. Auch der Kaffee war früher besser (als der Geschmackssinn noch auf vollen Touren arbeitete). Ohne dass der alte Herr viel gegessen und getrunken hat, wird es Mittag. Er fühlt sich prompt schlecht, nur der Fernseher bietet Ablenkung. Das Wohnzimmer ist kahl, seit die Tochter die Teppiche zu Fußangeln erklärt und entfernt hat. Als Herr J sich später ein Spiegelei braten will, rutscht das Ei durch die steifen Finger auf den Boden.

Wir gesunden Menschen machen uns oft keine Vorstellung davon, wie viele zeit- und kraftraubende Einschränkungen mit Krankheit und Alter einhergehen. Bis wir uns selbst vielleicht einmal ein Bein brechen und dann merken, wie sehr wir auf funktionierende Glieder angewiesen sind. Doch wann sollten wir an eine Neuordnung unserer Verhältnisse denken?

Diese Frage schieben wir gern vor uns her. Solange wir keine Probleme haben, liegt uns das Thema fern. Wenn langsam die Handicaps zunehmen, sind wir zunächst voll damit ausgelastet, alle Tücken und Hindernisse einer nicht behindertengerechten Umgebung zu bewältigen. Auch da bleibt wenig Muße zu strategischen Überlegungen – zumal alte Bäume ungern verpflanzt werden. Falls uns aber wirklich ein Sturz oder eine Krankheit ereilen, ist es oft zu spät. Im angeschlagenen Zustand kann man keine großartigen Veränderungen anschieben.

Einige Menschen planen vorausschauend, bei der Mehrzahl jedoch schlägt die »normative Kraft des Faktischen« zu:

Erst wenn es gar nicht mehr anders geht, lässt man sich auf Neues ein – zumal als ängstlicher Mensch. Besser, wir beugen vor und leiten die für unser Wohlergehen nötigen Maßnahmen rechtzeitig und eigenständig in die Wege.

Bei Herrn J kämen entsprechende Schritte trotz seines fortgeschrittenen Alters noch rechtzeitig – auch wenn spürbar ist, wie sehr ihn das Thema ängstigt: Er könnte sich bei guter Versorgung sogar deutlich regenerieren. Bisher hat er sich gegen jede Art von Pflege ausgesprochen, die Idee war ihm unheimlich – Fremdbestimmung, »Endstation« und so weiter. Scheinbar war das Alleinwohnen das kleinere Ärgernis. Jetzt aber kippt die Waage: Die Übelkeit, ein Spannungssymptom ausgelöst von latenter Angst, kann unmöglich ignoriert werden.

Eine Einweisung ins Krankenhaus wirkt zunächst wie der Ausweg aus der Klemme: Man ist unter Dach und Fach, und vielleicht haben die Beschwerden ja eine harmlose Ursache, die sich beseitigen lässt. Zwar war Herr J bei den Internisten zunächst falsch, hat aber jetzt die richtige Adresse gefunden. Bei uns in der Psychiatrie geht es für Herrn J jetzt nicht nur um Stimmungsaufhellung. Wir müssen mit ihm auch über ein tragfähiges häusliches Setting verhandeln.

So schwarz, wie er glaubt, ist seine Zukunft nämlich nicht; er braucht sich nicht für immer hinter dem Tränenvorhang verkriechen. Wenn Angehörige oder Behandler mit ihm über seine Situation sprechen wollen, dann nicht aus Gemeinheit. Es geht nur darum, Missständen abzuhelfen, ehe er ihnen womöglich zum Opfer fällt.

Den realen Hilfsbedarf anerkennen

Herr J hatte sich für die Diagnose Magenkrebs gewappnet, die Möglichkeit schlichter Hilfsbedürftigkeit aber ausgeblendet. Nicht zu fassen, dass man jetzt angeblich Pflege braucht, nachdem man sich jahrzehntelang aus eigener Kraft über Wasser gehalten hat!

Herr J ist mit seinem Missvergnügen nicht allein. Nein, sogar wenn wir genau wissen, wo es gesundheitlich hapert, und anderen nachdrücklich unser Leid klagen – im entscheidenden Moment wollen wir uns die traurigen Einbußen doch nicht eingestehen und noch weniger aufwendige Konsequenzen ziehen.

Niemand möchte sich »Altersschwäche« nachsagen lassen.

Schon das Wort regt einen auf, so etwas will man einfach nicht haben, Sie kennen das sicherlich. Ich nehme das Thema hier bewusst ins Buch auf, auch um Ihnen eine Möglichkeit zu geben, sich daran zu gewöhnen, dass wir uns vor dem Alter nicht ängstigen müssen, wenn wir anerkennen, dass wir uns bis ins hohe Alter verändern und auch Veränderung zulassen müssen – ganz ohne Angst. Altersdiskriminierung wird von niemandem so energisch betrieben wie von den Senioren selbst.

Wenn sie schlecht aufgelegt sind, spotten sie scharfzüngig über gebrechliche Altersgenossen. Dieser verzweifelte Versuch, sich abzugrenzen, schlägt regelmäßig in Melancholie um: Man weiß ja, dass man mit den anderen nicht nur den Jahrgang, sondern auch viele Probleme teilt.

Indirekte Selbstbeschimpfungen sind ungerecht und zur Erheiterung ungeeignet. Wir werden alle täglich älter, fragt sich nur, wie lange.

Hohes Alter ist eine Auszeichnung, keine Schande.

Das muss man erst einmal schaffen. Und nähert man sich dem hohen Alter, ist eine ausgewogene Wahrnehmung wichtig: Wir sollten nicht ständig an den Fingern abzählen, was früher besser ging. Hier hilft unsere Wahrnehmungsübung: Wir wollen lieber aufmerksam realisieren, was alles gut geblieben oder sogar leichter ist als zuvor. Hat man nicht mehr Zeit? Kann man nicht sagen, das

Geld ist verdient? Liegen die großen Schlachten nicht hinter einem, so dass man gemütlich zum Fenster hinausschauen darf?

Wir wollen uns freuen, wenn Herz und Kopf noch gut mitmachen. Der altgediente Organismus hat besondere Fürsorge verdient. Seniorenhilfe soll nicht entmündigen, sondern auf dem bestmöglichen Niveau stabilisieren. Herr J hatte sich katastrophisierende Denkweisen zum Thema Pflege zurechtgelegt. Als wir aber gemeinsam den von seinem Landkreis herausgegebenen Ratgeber mit konkreten Hilfsmöglichkeiten vom Fahrdienst bis zur Kurzzeitpflege durchblätterten, wandelte sich seine Einschätzung. Er hatte gar nicht gewusst, was da alles geboten wurde. Sogar die Fotos der verschiedenen Seniorenheime gefielen ihm besser als erwartet. Manche erinnerten ihn vom Ambiente mit Speisesaal und Park her an geliebte Urlaubshotels. Nur dass Heimbewohnser darauf zählen dürfen, dass sie auch dann gut untergebracht wären, falls wirklich eines Tages schwere Beeinträchtigungen der Selbstständigkeit eintreten sollten. Ein Umzug in ein Heim kann neue Wahlmöglichkeiten eröffnen: Vielleicht möchte man im Alter lieber in die Innenstadt oder umgekehrt ins Grüne?

Herr J beschloss, sich zwei Häuser unverbindlich näher anzusehen – in Begleitung seiner Tochter, um sich dann gemeinsam zu besprechen.

Wenn ein Seniorenheim keine Option ist, bieten sich ambulante Pflegedienste an oder Agenturen, die EU-weit Pflegerinnen zur häuslichen Dauerbetreuung vermitteln. Außerdem existieren Hilfsmittel vom Rollator bis zum »Hausnotruf«, der wie eine Armbanduhr getragen wird und per Knopfdruck Sanitäter herbeiruft. Lassen Sie sich von Fachleuten informieren. Auch hier gilt: Die Fakten zu kennen, schützt vor übermäßiger Angst.

Ein altersgerechtes Umfeld zu schaffen, ist keine Kleinigkeit und mit Kosten verbunden. Für einiges tritt die Pflegeversicherung ein, allerdings erst nachdem ein Gutachter einen »Pflegegrad« zugesprochen hat. Die Kinder von Herrn J kannten sich wie so viele von uns mit alledem nicht aus, weshalb ich ihnen riet, die eigens vorgesehene Pflegeberatung der Pflegekasse des Vaters in Anspruch zu nehmen. Auch das örtliche Seniorenbüro der Stadt- oder Gemeindeverwaltung hilft weiter.

Hartnäckige Krankheitsängste und Spannungssymptome alter Menschen bessern sich in der Regel deutlich, sobald die Patienten in den Genuss angemessener Versorgungsstrukturen kommen.

Die Besserung vollzieht sich zwar nicht schlagartig, denn man muss sich auch an vorteilhafte Veränderungen erst gewöhnen, aber mit der Zeit ist das bei den meisten der Fall – der Gedanke sollte auch uns Jüngere trösten, wenn wir davor zurückscheuen, uns mit diesem Thema auseinanderzusetzen. Vor allem gefährdet der alte Mensch sich nicht mehr, indem er seine Kräfte überschätzt und bei riskanten Aktionen Schiffbruch erleidet. Auch die Angehörigen atmen auf. Denn ist erst alles gut geregelt, hat man wieder Zeit für die positiven Dinge des Lebens.

Dann kann man angstfrei und ohne Bauchschmerzen gemütliche gemeinsame Nachmittage genießen – und die sind kostbar.

Dem verblassten Leben neue Farbe geben

Herr I, der verwitwete Pensionär, und Herr J, hoch in den Achtzigern, erkannten beide, dass sie trotz allem, was hinter ihnen lag, noch nicht auf der Zielgerade angelangt waren. Wenn sie ihr Leben bestmöglich schützen und nützen wollten, mussten sie sich noch einmal auf einen Kurswechsel einlassen. Die Gedanken an Krankheit, Schmerzen, Einsamkeit und Lebensende hatten sich zu breit gemacht und andere, verlockendere Themen verdeckt. Herr I und Herr J gingen beide neu auf die Suche – nicht nur nach Pflegern und

Ärzten, sondern auch nach Beschäftigungen und Bekanntschaften, die der Freude, Befriedigung und Kurzweil und damit auch der psychischen Gesundheit dienen sollten.

Was wird eigentlich aus unseren lebenslangen Hobbys, wenn wir in die Jahre kommen? Lust wäre oft vorhanden. Doch dann scheiden langjährige Weggefährten aus, oder das geliebte Wandern funktioniert nicht mehr wegen eines Knieproblems. Die meisten Menschen sind dann erst einmal geknickt und können nicht umstandslos das nächste Steckenpferd satteln. Erst recht gilt das für Trauerfälle. Damit es nach schweren Monaten überhaupt vorangeht, ist unser eigener Beitrag wichtig.

Gibt es alte Bekannte, bei denen wir uns melden sollten? Wollten wir nicht immer schon Fotografieren, Yoga oder Spanisch lernen? Oder sehnen wir uns einfach nach einer Partie Rommé? Das wären alles geeignete Ansatzpunkte, um sich weiter zu erkundigen – entweder im Umkreis oder bei Volkshochschule, Vereinen, Seniorenbüro oder Sportgruppen.

Eigentlich hockt niemand gern dauerhaft allein daheim. Trotzdem geraten betagte Menschen viel zu oft in die Isolation. Es fehlt ihnen an Unternehmungsgeist, weil sie glauben, dass sich Neuerwerbungen – egal ob als Möbel, Kenntnisse oder Kontakte – in ihrem Alter nicht mehr lohnen.

Wenn wir uns aber nicht fordern, rosten wir und bauen unmerklich ab.

Deshalb haben Herr J und ich das Totschlag-Argument »zu alt« einmal kritisch beleuchtet und die folgende Tabelle erstellt.

Tabelle Wahrheitsgehalt Altersangst

Typische Angstaussage	Was spricht dafür, dass die Aussage stimmt?	Was spricht dagegen, dass die Aussage stimmt?
Ich bin zu alt für neue Freunde.	Ich kann mich so alt selbst nicht leiden.	Wäre ja möglich, dass es irgendwo im Umkreis doch noch jemanden gibt, der ähnlich tickt wie ich und Anschluss sucht.
Ich bin zu alt, um irgendwo hinzugehen.	Habe mein Auto abgeschafft.	Es gibt Seniorenfahrdienste von Haus zu Haus.
Ich bin zu alt, um an neuen Beschäftigungen Gefallen zu finden.	Die Vorschläge meiner Tochter reizen mich alle nicht.	Ich könnte selbst mal ins Lokalblatt schauen, was es da so an Veranstaltungen gibt.
Ich bin zu alt, um noch dazuzulernen.	Neulich fiel mir beim Kreuzworträtsel nicht mal die »Hauptstadt mit drei Buchstaben« ein.	Aber meist löse ich solche Rätsel im Eiltempo.
Ich bin zu alt, um mir etwas Neues zu leisten.	Der alte Kram tut's noch.	Ehrlich gesagt, verleidet mir die fleckige Couch das ganze Wohnzimmer.
Ich bin ganz einfach zu faul, und wer will es mir in meinem Alter verdenken.	Jeder weiß, dass man im Alter Ruhe braucht.	Immer nur ausruhen ist auch anstrengend.

»Na gut«, sagte Herr J zum Abschluss, »aber jetzt sehe ich erstmal das Kurstift an. Die haben sogar Palmen im Café.«

Kapitel 11
Alte Wahrheiten auf dem Prüfstand

»Wissen Sie, bei uns hieß es immer ...«

Als Frau K zu mir in Behandlung kam, litt sie unter Episoden von »folterartigen Kopfschmerzen«, wie sie es mir beschrieb. Sie hatte EEG (Hirnstromaufzeichnung), Computertomographie, MRT (Magnetresonanzschichtaufnahme) und sogar eine Lumbalpunktion (Hirnwasseruntersuchung) hinter sich. Man wollte Tumore oder andere bösartige neurologische Diagnosen sicher ausschließen – und das konnte man mit Erfolg. Die klassische Migräne war es auch nicht, aber Kopfschmerzen sind eben vielgestaltig. Eine Medikation brachte etwas Besserung. Trotzdem blieb der Schmerz unberechenbar, er ruinierte Feste, Reisen, Einladungen. Frau K fühlte sich in ihrer Familie inzwischen als Alien, der stets im unpassendsten Moment grün anlief und zusammenbrach. Sie fand sich buchstäblich zerrüttet von einer Krankheit mit dem banalen Namen »Kopfschmerz«.

Sie konnte nicht glauben, dass nicht mehr dahintersteckte, und verbrachte lange Nächte über Schreckensgedanken, wie sie in naher Zukunft wahrscheinlich mit Krebs oder gelähmt oder gar dement dahinvegetieren würde – irgendetwas ganz Schlimmes würde passieren.

So erschien sie bei mir, von Schmerzen, Ängsten, Depressionen gequält und hatte nahezu alle Hoffnung verloren.

Die Krankheit hatte in den letzten fünf Jahren ihr Leben verändert. Die Patientin traute sich nichts mehr zu, schämte sich vor den eigenen Angehörigen, zog sich zurück und war zugleich erbost, als man sich angewöhnte, ohne sie zu planen. Familie K ist umtriebig, alle unternehmen gerne etwas – und dann zusammen. Herr K, der eine Metallwarenfabrik besitzt, arbeitet viel und will sich in der Freizeit etwas gönnen. Wenn seine Frau nicht mitkommen konnte, zog er unter Bedauern, aber nichtsdestoweniger zielstrebig mit seiner vierköpfigen Kinderschar Richtung Wochenendhaus – ohne die Patientin. Die Begründung lautete: »Dann hast du deine Ruhe.«

Leider wurde der Kopfschmerz auf diese Weise nicht besser. Kopfschmerz ist wie Panik ein spannungsgeladenes Geschehen. Schon Frau K's Alltag mit vier Kindern war anstrengend genug. Jetzt kam noch das Gefühl dazu, im Stich gelassen zu werden. Wo andere Frauen mit Müdigkeit oder Ärger reagiert hätten, ballte sich bei ihr das Kopfschmerzgewitter zusammen. Und nach einigen Anfällen lernte sie die Krankheit fürchten. Wie bei anderen Patienten auch entwickelten sich Teufelskreise, die denen bei einer Panikstörung stark ähneln:

Sobald die Betroffenen an die schrecklichen Schmerzen denken, steigt die Anspannung und mit ihr wächst die Gefahr einer nächsten Attacke.

Wir mussten uns um zweierlei kümmern: Um den Kopfschmerz – hier machte sich die in Kapitel 10 vorgestellte EMDR-Methode wieder verdient – und um den grundsätzlichen Umgang mit Spannung und Angst. Frau K benötigte Achtsamkeitstraining, wie in Kapitel 3 erläutert, um ihre stressverkündenden Frühwarnsignale rechtzeitig zu bemerken und selbstfürsorglich zu beantworten. Durch einen besseren Umgang mit den Anfängen von Erwartungsangst wurden die Teufelskreise entschärft.

Darüber hinaus versuchten wir, besonders ergiebige Spannungsquellen ausfindig zu machen, und hier geriet der Ehemann ins Schussfeld. In der heutigen Sitzung spielt Frau K zur Demonstration ihrer häuslichen Verhältnisse spontan eine Szene vom Vorabend nach, mit ihr selbst in den Rollen von Herrn und Frau K.

Er: »Gibt es nichts zum Abendessen?«

Sie: »Ich komme eben erst heim.«

Er: »Wieder brotlose Künste betrieben?«

Sie: »Immer noch besser als kunstlose Brote!« Und in ihr wahres Ich zurückfallend: »Das ist nämlich der Lebensinhalt meines Mannes: Butterbrote!«

Jetzt müssen wir beide lachen, was schon mal gut ist. Man merkt: Sie verfügt über Witz und Kreativität, nimmt an Kursen teil, um ihr künstlerisches Potenzial zu entwickeln. Ihr stinkt die Rolle der Fabrikantengattin. Andererseits traut sie sich nicht näher an die Menschen heran. Der für seine Biederkeit gescholtene Herr K dagegen ist permanent mit Belegschaft, Zulieferern und Kunden im Austausch. Er weiß natürlich, er verdient das Gros des Geldes allein. Frau K gibt zu, dass sie sich ihm manchmal unterlegen fühlt. Dann ist sie in Versuchung, ihn kleinzumachen, um das Gleichgewicht wiederherzustellen.

Eine Angst vor Versagen wird nicht kleiner, wenn wir nach außen hin auftrumpfen, ohne innerlich wirklich an uns zu glauben.

Besser wäre es, Frau K selbst würde ihre eigenen Kompetenzen ausbauen. Mal abgesehen davon, dass der kernige Herr K sich nicht so leicht ausbremsen lässt: Wir leben im 21. Jahrhundert. Frauen haben das Wahlrecht, eigenes Geld, eigene Möglichkeiten. Es ist nicht mehr wie ehedem, als alle Ressourcen ausschließlich Männern zur Verfügung standen und Sigmund Freud sich wunderte, warum Frauen ständig in Ohnmacht fielen. Freud erstellte ausgefeilte Theorien über die weibliche Psyche, an eine Umstrukturierung der sozialen Ordnung dachte er nicht.

Zurück zu Frau K. Ich schlage die Beine übereinander und sage: »Gut gekontert, aber Spaß beiseite: Wann ändern Sie das mit der brotlosen Kunst?«

Frau K, eben noch animiert, zuckt zusammen: »Wie meinen Sie das?«

»Na, wann verkaufen Sie das erste Bild?«

Man sieht förmlich, wie es an der Schläfe zu pochen beginnt, aber wieder einmal spreche ich ja nur aus, was sie sich im Stillen oft gefragt haben muss. Wir wollen drängende Wünsche und Ängste aus dem Dunkel hinter der Stirn ans Tageslicht holen und beherzt untersuchen, auch das gehört zur Therapie.

Frau K atmet tief, wie sie es mit mir nun schon geübt hat, und antwortet: »Wenn das so einfach wäre. Dazu muss man Klinken putzen und sich anpreisen.«

»Und?«

»Bei uns hieß es immer: Eigenlob stinkt.«

Gefährliche Leitsätze

Der Dieb, von dem wir in Kapitel 1 gesprochen haben, denkt: »Ich bin doch nicht so blöd und bezahle.«

Auch so ein gefährlicher Leitsatz, aber wenigstens einer, der zur Aktivität auffordert. Stehlen will – wie alles andere – gelernt sein. Uns jedoch interessieren hier besonders einschüchternde und lähmende Denkweisen, die Krankheits- und anderen Ängsten Vorschub leisten.

Natürlich gibt es sinnvolle Verbote, zum Beispiel eben: »Nimm anderen nichts weg.« Aber auch hier kann man die Zurückhaltung zu weit treiben. Wie will man im Leben Chancen nutzen, wenn man niemals wagt, rasch zuzugreifen?

Wie kommt es nur, dass wir so leicht unter den Einfluss blockierender Leitsätze gelangen? Wir haben gesehen: Vieles, was wir tun, beruht auf Veranlagung oder Erziehung.

Ängstliche Eltern leben den Kindern vor, dass man besser nicht den Mund aufmacht, nicht ungebeten hereintanzt, lieber zögert, doppelt kontrolliert, das Ärgste erwartet und sich entsprechend mit Misstrauen wappnet. Früher, als man noch zehn und mehr Kinder im Haus hatte, wurde ihnen Schweigen und Demut auferlegt, weil die Eltern sonst das Chaos fürchteten und außerdem in Zeiten lebten, wo Ungehorsam, die »Insubordination« oder auch »Unterschleif« streng geahndet wurden – bis hin zur Todesstrafe. Da brachte man den Kindern früh bei, zu parieren.

Heutzutage genießen wir im gesamten deutschsprachigen Raum zum Glück mehr Freiheit und Sicherheit, aber die alten Hemmungen wirken fort.

Es ist wahr: Sobald wir in Erscheinung treten, verwandeln wir uns in eine Art Zielscheibe. Zwar könnten wir auch die Empfänger von Beifall und Bewunderung werden, und es gibt viele Menschen, die sich in der Hoffnung auf solche Belohnungen auf den Weg machen. Vielen aber steht nicht der mögliche Triumph vor Augen, sondern das Risiko einer schmerzlichen Niederlage. Sie denken an Hohn, Prügel, Beschämung. Im Kleinformat haben wir es alle erleben müssen: Schon im Sandkasten bekamen wir es mit Widersachern und Rivalen zu tun, denn um die Ressourcen des Daseins herrscht viel Streit. Später wurden wir in der Klasse für einen dummen Schnitzer ausgelacht. Oder wir haben den Ball verschossen oder die Torte fallengelassen. Lauter Tiefpunkte, die das Leben mit sich bringt.

Aber so ist es eben, unser Erdendasein. Gegen diese Sorte Unannehmlichkeiten schützt uns kein Anwalt, keine Versicherung.

Wir müssen uns selbst durchbeißen. Man kann lernen, sich auf faire Art gegen die Begierden und Aggressionen der Mitmenschen zu behaupten.

Allerdings muss man früh damit anfangen. Deshalb brauchen wir in unseren Familien neben den Momenten der Harmonie, die wir natürlich ersehnen, auch die Möglichkeit, den Umgang mit Konflikten zu trainieren.

Hierzu ein Beispiel: Wir alle haben schon einmal gesagt, wenn unser Kind heulend aus der Schule kam: »Ja, dann wehr dich doch gegen deinen doofen Sitznachbarn!«

Aber leichter gesagt als getan, denn wie genau soll man das anstellen? Wenn unser Unschuldslamm das wüsste, hätte es wohl nicht lange gefackelt. Solch ein theoretischer Ratschlag bringt also nichts: Wir müssen vielmehr täglich mit dem Kind Konfliktkompetenz *praktizieren*. Nicht in erster Linie im Selbstverteidigungskursus der Volkshochschule, obwohl auch der seinen Wert hat. Vor allem jedoch daheim.

Das bedeutet konkret: Jedes Kind sollte und darf mit seinen Erwachsenen als Gegenüber lernen, wie man die eigene Position verteidigt.

Viel zu oft erziehen wir noch »per Ansage«. Gerade da, wo wir selbst mehr oder weniger bewusst von beunruhigenden Leitsätzen tyrannisiert werden, geben wir den Druck ungebremst weiter und zwingen den Nachwuchs unter dasselbe Joch. So und nicht anders haben es unsere Eltern gemacht; sie pflanzten uns ihr geistiges Erbe ein, ohne zu fragen, ob es noch zeitgemäß und hilfreich war. Besser, wir alle gewöhnen uns daran, unser Denk-Inventar regelmäßig zu überprüfen. So gesehen, sind die Kinder auch Sparringspartner für uns.

Und wir sind es, die ihnen vorleben: Es wird nicht mit harten Bandagen und schon gar nicht mit körperlichen Attacken, aber dennoch leidenschaftlich gekämpft. Wobei ich vorab betonen möchte: Wenn ich für Offenheit gegenüber kontroversen Ansichten plädiere, meine ich nicht, dass man seinen Erziehungsauftrag niederlegen soll. Weder geht es um Infragestellung offensichtlicher Grenzen noch um zeitraubende Palaver über Selbstverständlichkeiten. Aber nicht alle Streitfragen sind gleich überschaubar, und manchmal haben auch die Jüngeren recht: Ihre Wahrnehmung, ihr Denken ist noch nicht von tausend Gewohn- und Eigenheiten getrübt, sodass ihr Empfinden und Handeln der Realität zuweilen besser angepasst ist als unseres. Wäre doch schön, wenn wir durch unsere Kinder wieder an geistiger Geschmeidigkeit gewinnen würden!

Wir alle sollten in der Auseinandersetzung mit uns und anderen, besonders den uns anvertrauten Kindern, gerade unsere machtvollsten Überzeugungen und Leitsätze zur Diskussion stellen.

Sind sie noch sinnvoll oder längst hinderlich? Wenn Kinder an uns ihren Charme, ihre Beharrlichkeit, Esprit und Wendigkeit im Denken erproben dürfen, wird ihnen das in allen Lebenslagen zum Vorteil gereichen.

Schauen wir uns zum besseren Verständnis zwei verschiedene pädagogische Kommunikationsstile an.

Autoritärer Stil

Beispiel 1

Vater: »Spiel nicht so viel Computer! Du wirst süchtig.«

Kind: »Schwachsinn.«

Vater: »Ich verbitte mir diesen Ton! Das weiß jeder! Schluss jetzt!«

Beispiel 2

Mutter: »Wasch dir die Hände.«

Kind: »Hab ich schon.«

Mutter: »Das war zu kurz! Wir haben es doch geübt. Denk an Corona! Du musst viel gründlicher …«

(Kind ist bereits im Bad verschwunden.)

In solchen Dialogen lernt das Kind, dass

a. die Eltern respektive die Obrigkeit immer Recht hat und man
b. jederzeit einer grässlichen Krankheit zum Opfer fallen könnte.

Daraus könnte es den Schluss ziehen: Hier hilft nur Tricksen oder wenn ich die Ohren auf Durchzug stelle. In beiden Fällen wird es sich von nun an in der gewählten Strategie zu vervollkommnen trachten. Wollen wir das? Nein.

Argumentativer Stil

Beispiel 1

Vater: »Musst du wirklich die ganze Zeit Computer spielen?«

Kind: »Ja.«

Vater: »Du hast aber schon gehört, dass manche Jugendliche davon richtig süchtig werden?«

Kind: »Ach, Schwachsinn. Ich jedenfalls nicht.«

Vater: »Hast du überhaupt eine Ahnung, was das ist, Computersucht?«

Kind: »Mann, das sind so Nerds, die null Freunde haben und gar nichts mehr anderes tun.«

Vater: »Also? Was tust du anderes?«

Kind: »Ich hab meinen Sport, erst Fußball. Danach Basketball. Und wenn du nicht hier rumstehen würdest, könnte ich weiter mit meinen Kumpels spielen. Als Ausgleich!«

Wer hat jetzt argumentativ überzeugt? Je älter die Kinder sind, umso mehr verstehen sie vom Leben. Ehe man Thesen über ein so vielschichtiges Thema wie die Verwendung von Computern in den Raum stellt, sollte man sich genau über den Einzelfall informieren. Treten Sie einen Schritt zurück und beobachten Sie alle Facetten Ihres Kindes. Nur dann gelangt man zu realistischen Einschätzungen.

Beispiel 2

Mutter: »Wasch dir die Hände.«

Kind: »Hab ich schon.«

Mutter: »Richtig ordentlich?«

Kind: »Meine Hände waren noch nie so sauber.«

Mutter: »Da ist aber noch Filzstift.«

Kind: »Ach das.«

(Kind geht und schrubbt den Fleck runter.)

Auch hier hat das gute Argument gezogen. Und wenn da kein Fleck gewesen wäre? Na, dann dürften wir getrost davon ausgehen, dass die Viren aufgegeben haben, wenn Tinte und Trauerränder verschwunden sind.

Zugegeben: Argumentieren ist aufwendiger als Kommandieren. Aber so kommen auch wir mental auf Trab.

Einfallsreichtum und Sprachgewandtheit sind eine bessere Ausrüstung fürs Leben als starre Leitsätze, die uns mehr belasten als beschirmen.

Motivationskiller-Sprüche

Nichts rutscht mir und bestimmt auch Ihnen gerne mal so schnell heraus wie eine miesepetrige Floskel. Die Redensarten kennen wir, die haben sich scheinbar bewährt – und die haben oft auch wir schon in den gängigen Lebenslagen zu hören bekommen. Schauen Sie sich bitte mit mir einmal drei weit verbreitete Motivationskiller an.

»Eigenlob stinkt«

Sie kennen diese Momente: Da freut man sich, dass etwas gelungen ist, und schon heißt es, man solle sich nicht so wichtigmachen. Warum reagieren die anderen so? Missgönnt man uns den Erfolg? Zählt unsere Leistung nicht oder zu wenig? Oft genug werden wir selbst unsicher: Vielleicht war das nur eine Eintagsfliege, bestimmt hätten andere es noch besser hinbekommen? Ist man etwa im Begriff, hochmütig zu werden und auf die Mitmenschen hinabzusehen? Darf man nicht gelegentlich ein wenig stolz sein?

Das ist viel Beschuss von allen Seiten, deshalb sollten wir uns klar machen:

Erkennen wir, dass wir etwas Gutes zustande gebracht haben – und vertreten dies auch vor anderen – so sind wir noch keine Aufschneider.

Wir sollten es uns nicht nehmen lassen, auch einmal zufrieden mit uns selbst zu sein. Das tut gut – und hilft unserem Selbstwertgefühl, uns stark zu machen gegen Ängste. Nur indem wir unsere Errungenschaften angemessen wahrnehmen, können wir sie pflegen, ausbauen und nutzen.

Frau K wusste, dass sie manchmal auf die geschäftlichen Erfolge ihres Mannes eifersüchtig war. Wie hatte er es nur so weit gebracht?

Etwa durch Bescheidenheit und Zurückhaltung? Spaßeshalber schauten wir uns gemeinsam seine Webseite an, die Frau K natürlich kannte. Hier wurden nachdrücklich und glaubhaft die Qualitäten der Firma, ihre Stärken und Angebote vorgestellt. Eigenlob? Nein, da fanden sich einfach die nötigen Informationen professionell verpackt. Klappern gehört zum Handwerk – ein Spruch, den sie vielleicht mal auf sich beziehen sollte, schlug ich ihr vor.

Frau K versuchte, sich herauszureden, dass sie eine »Spätberufene« sei und das Künstlermetier nicht richtig gelernt habe. Andererseits war sie in vielen Workshops gewesen und inzwischen seit Jahren aktiv. Wenn sie es mit ihrer Kunst auch nur halb so ernst meinte wie Herr K mit seiner Firma, musste sie mehr Öffentlichkeit wagen. In kleinen Schritten natürlich, denn sie, mit ihrem weiterhin etwas empfindlichen Kopf, sollte nicht in größere Unsicherheiten und Sorgen gestürzt werden. Also schrieben wir einen Plan, den sie allmählich umsetzen wollte. Vielleicht sind diese Formulierungen ja auch für Sie hilfreich und Sie stellen sich zur Übung einmal etwas Ähnliches auf.

Übung: Stufenplan für berufliche Zielsetzungen

1. Wiederholt privat Bekannte einladen und jeweils zwei bis drei Werke vorführen und erläutern, Rückmeldungen notieren.

2. Kunstmappe zusammenstellen, zuvor die dazu relevanten Kriterien recherchieren.

3. Ressourcen-Liste schreiben: Weiterbildungsangebote, Ausstellungsmöglichkeiten, Ansprechpartner etc. Eigene Fragen sammeln.

4. Kontakt zu kompetenter Person (zum Beispiel ehemaliger Kursleiterin) aufnehmen, Beratung buchen, Mappe und offene Fragen besprechen.

5. Ratschläge umsetzen (neuen Stufenplan erstellen).

Diese Liste gefiel Frau K einerseits. Andererseits bekam sie doch ein wenig den Eindruck, dass da etwas Unüberschaubares auf sie zukäme, und sie wurde schon bei dem Gedanken nervös: Würde sich ihr Leben grundlegend ändern oder stände ihr nur eine Bauchlandung bevor?

»Das klappt doch sowieso nicht«

Diesen beliebten Satz hören wir oft genug von äußeren Stimmen, aber auch vom Skeptiker in unserm Inneren. Natürlich geht von Zeit zu Zeit etwas schief und dann fällt uns ein, dass wir immer vor zu viel Tatendrang gewarnt wurden: Wärst du mal lieber zu Hause geblieben!

Ehe wir uns nun für den Rest unserer Tage einmotten, wollen wir lieber zugeben: Genau genommen klappt jeden Tag eine ganze Menge.

Wir haben unsere gut eingespielten Routinen und wissen uns zu helfen. Auch neue Pläne lassen sich verwirklichen, wenn wir entschlossen zu Werke gehen. Natürlich müssen wir uns bei anspruchsvollen Projekten auf einen längeren Prozess einstellen. Schon mal den Begriff »Ochsentour« gehört? Von nichts kommt nichts. Dass eine Initiative nach hinten losgehen kann, das befürchten viele, aber ich habe es in meiner Praxis noch nie in einer Weise erlebt, die mich zögern ließe, den Patienten Mut zu machen. Auch Frau K braucht nicht zu fürchten, dass sie sich nach den ersten vorsichtigen Schritten gleich im Rampenlicht des Kunstbetriebs wiederfindet. Umgekehrt muss sie bei Ablehnungen, die auch dazugehören, nicht im Boden versinken – weder peinlich berührt noch wie Rumpelstilzchen vor Zorn.

Zur Pflege unseres Selbstvertrauens sollten wir vor dem Schlafengehen immer mal die »Feierabendübung« machen.

Sie erinnern sich vielleicht an die in Kapitel 8 beschriebene Sonnenschein-Übung, bei der Sie aufgeschrieben haben, was alles Erfreuliches passiert ist. Jetzt überlegen Sie: »Was habe ich heute geleistet? Notieren Sie besonders die scheinbar selbstverständlichen Dinge. Und es gilt auch, wenn Sie mit dem Erfolg noch nicht ganz zufrieden sind!« Hier eine kleine Beispielliste von Frau K:

Die Feierabendübung an einem ganz normalen Dienstag:

1. Alle pünktlich morgens aus dem Haus bekommen.
2. Atelier aufgeräumt.
3. Zentralperspektive und Fluchtpunkt geübt.
4. Pausen und Achtsamkeit gemacht.
5. Mit Ina vom Museumstreff telefoniert.

»Du hältst dich wohl für was Besseres!«

Dieser Ausspruch ist ein Angriff auf unseren persönlichen Wert, denn unausgesprochen geht es weiter: »Aber du bist nicht besser, im Gegenteil.« Man hört ihn nicht nur unter Feinden, sondern er kommt im Gespräch zwischen Eltern und Kindern, Geschwistern und Eheleuten vor.

Es ist nicht leicht, sich selbst die Gründe für dieses Verhalten - unter Menschen, die wir lieben – einzugestehen.

Wenn wir uns innerhalb der engsten Familie gegenseitig zu erniedrigen suchen, hat das damit zu tun, dass wir unbewusst um die Balance des Gesamtsystems fürchten.

Sie sehen, anders als wir vielleicht meinen würden, haben derartige Aggressionen ihre Ursache oft in Verlustängsten. Irgendwann waren wir einmal auf Augenhöhe – bei der Hochzeit, als einer zum anderen ausdrücklich Ja sagte – oder wir hatten sogar einen Vorsprung, zum Beispiel als Eltern von Kleinkindern.

Aber die Verhältnisse und Hierarchien verschieben sich, wir entwickeln unsere Kompetenzen nicht synchron und bekommen nicht dieselben Krankheiten. Unsere Kinder sind anfangs schwach und bedürftig, werden bei guter Versorgung jedoch stärker, als wir selbst es vielleicht jemals waren. Sie könnten uns demnach verlassen, das Zeug dazu hätten sie! Gleiches gilt für Ehepartner. Sie hören auch hier die Ängste heraus: Was, wenn wir nicht mehr fit und attraktiv genug sind? Werden wir dann entbehrlich? Mit solch bangen Fragen hatte Frau K ihre einsamen Wochenenden verbracht.

Wenn wir uns aber tatsächlich einmal einen Vorsprung im Leben erarbeitet haben, melden sich Ängste, dass wir, gerade indem wir positiv auffallen, herausfallen könnten aus der Gruppe und nicht mehr zu den anderen passen.

Der »Du hältst dich wohl …«-Satz gibt uns dann den Rest. Wir vergewissern uns unausgesetzt, ob wir nicht womöglich längst abgehängt wurden und allein dastehen – eine uralte Horrorvision. Unsere Mitmenschen sind der größte Trost und die größte Bedrohung zugleich. Weil sie so wichtig sind, beobachten wir sie unausgesetzt, vergleichen jeden mit jedem. Wir haben dabei aber keinen objektiven Blick, sondern über- oder unterschätzen eigene und fremde Stärken und Schwächen. Um uns nicht unterlegen, chancenlos oder gar krank zu fühlen, wollen wir daher unsere persönlichen Ressourcen stets gut im Blick haben, schätzen und ergänzen.

Als ich Frau K fragte, was ihre größte Stärke sei, sagte sie: »Der Kopfschmerz, ehrlich gesagt. Ich glaube nicht, dass jemand stärkere Kopfschmerzen haben kann als ich.«

Obwohl sie dabei einen spaßhaften Ton anschlug, meinte sie es bitterernst. Die Krankheit war ihre schwerste Prüfung und zugleich ihre größte Leistung, denn sie bewies sich täglich, dass sie trotzdem noch Lebenswillen besaß. Frau K erwähnte aber auch, dass sie ohne ihre Krankheit niemals Ton oder Farben zur Hand genommen hätte. Erst durch eine Freundin, die ihr helfen wollte, sich auf diese Weise Luft zu machen, war sie auf die Kunst gekommen. Es hatte sich ihr ein neuer Raum aufgetan, in dem ihr Mann oder ihre Eltern sich nicht auskannten, der sie aber genau deshalb reizte.

Finden wir einen Freiraum, in dem wir keinerlei Vergleichen ausgesetzt sind, gibt uns das innerlich Frieden.

So war es bei Frau K und zudem stellte sich heraus, dass sie nicht ohne Talent war. Ihr Mann hatte eine ihrer Skulpturen prominent im Foyer seiner Firma platziert. Damit erkannte er die Überlegenheit seiner Frau als Künstlerin an, denn sonst hätte er sich ja selbst etwas zusammenkneten können. Frau K durfte also in aller Gemütsruhe sagen: »Jawohl, im Modellieren bin ich besser.« Aber im Grunde genommen bringt das ewige Vergleichen nichts und niemanden weiter.

Wer weiß schon, welche Vergangenheit ein jeder mitbringt, wie hoch der Preis für welchen Erfolg war? Ist doch klar, dass wir nicht alle in allem gleich gut sind, deshalb teilen wir uns die Arbeit und jeder von uns hat dann seinen Platz, auf den er stolz sein kann. Jeder Beitrag ist auf seine Art wichtig. Wenn Sie dauernd das heimliche Kontobuch führen und alles – besonders sich selbst – mit spitzer Feder beziffern, wird am Ende des Tages selten eine runde Summe herauskommen. Das macht keine Freude.

Dabei ist Freude eines der besten Heilmittel gegen Angst!

Die Kunst ist, einen Blick für das Gelungene zu entwickeln. Wir und dies undurchsichtige Wesen, der Mitmensch, teilen eine tiefverwurzelte Eigenschaft: Wir sind beglückt, wenn jemand das Gute in uns zu entdecken vermag und uns dafür warm anlächelt. Sie erkennen, wie wichtig es ist, dass wir einen Spürsinn für die Vorzüge aller Beteiligten entwickeln, uns selbst eingeschlossen. Gegenseitige Wertschätzung ist der Nährboden für Freundschaft, Gemeinschaft, Sicherheit.

Und danach sehnen wir uns doch.

Der wohltuende Blick auf die inneren Ressourcen

Frau K und ich hielten gemeinsam Ausschau nach Ressourcen: Was kann ich gut, wo liegen meine Stärken? Und das Gleiche dann nochmal für die Bezugsperson – das kann der Mann sein, die Frau, manchmal auch die Mutter, der Bruder oder ein Kollege, sogar die Chefin, der Azubi, je nachdem. Droht eine Missstimmung, ist es gut, wenn wenigstens einer der Beteiligten die Ressourcen fest im Blick behält.

Denn die machen Mut, mit denen lässt sich etwas anfangen. Frau K schrieb:

Eigene Talente und Fähigkeiten

1. Sinn fürs Schöne
2. Organisationstalent
3. Kreativität
4. Sprachbegabung
5. Geschickte Hände

Talente und Fähigkeiten der Bezugsperson (hier Herr K)

1. Technisch begabt
2. Umgang mit Geld
3. Personalführung
4. Körperkraft
5. Geschäftlich gut vernetzt

Solche Listen lassen sich ausbauen. Sie helfen, dem scheinbar Selbstverständlichen und Alltäglichen die verdiente Anerkennung zu zollen. Und sie vertiefen die Zufriedenheit mit der eigenen Existenz.

Übung: Mein persönliches Buch der Weisheit

Sollten wir festgestellt haben, dass unsere alten Leitsätze für unsere heutigen Ziele nicht mehr taugen: Woran wollen wir uns künftig halten? Jeder Mensch braucht Orientierungshilfen. Trotzdem ist unser individuelles Leben einzigartig. So werden wir niemals die Lösung all unserer ureigensten Probleme in einem Buch finden.

Wertvolles Wissen, gute Anregungen lassen sich vermitteln, aber was das alles für uns persönlich bedeutet, müssen wir aus unserer eigenen Lebenserfahrung und mit unserer eigenen Weisheit beurteilen. Wie aber wird man weise?

Ressourcen lassen sich jeden Tag sammeln, Weisheit reift allmählich heran, und auch nur dann, wenn wir das Leben genau betrachten. Achtsamkeit für uns selbst ist da wichtig. Gewiss, Lesen ist gut, aber warum sollten wir nicht zur Abwechslung einmal die Rollen tauschen?

Nehmen Sie bitte ein schönes stabiles Heft oder Buch mit weißen Seiten (natürlich können Sie auch den Laptop verwenden …) und schreiben Sie – über die Fragen, die Sie beschäftigen; die Rätsel, die Sie faszinieren.

Womit schlagen Sie sich innerlich herum?

Fangen Sie ruhig mit kurzen Stichpunkten und Überschriften an, die Sie nach und nach vertiefen können. Setzen Sie sich nicht unter Druck. Rechtschreibung spielt keine große Rolle, wenn es um Ihre Befindlichkeiten geht. Sie schreiben nicht gerne? Dann malen Sie etwas, und entwickeln Sie für sich die Freiheit, die sich daraus ergeben kann, etwas festgehalten zu haben: Es darf dann nämlich auch gerne aus dem Kopf verschwinden.

Frau K begann mit folgenden, nicht gerade kleinen Themen:

1. Warum habe ich Kopfschmerzen?
2. Wie kann ich sie loswerden?
3. Abgesehen von Schmerzfreiheit: Was will ich noch erreichen?

Und das waren ihre ersten Ideen dazu:

Zu 1.: Der Kopfschmerz hat nach dem dritten Kind angefangen, und als dann ungeplant noch die Kleine kam … Die Attacken hängen mit Überarbeitung zusammen, mit Überreizung. Inzwischen brauche ich bloß gewisse Schlagworte zu hören (zum Beispiel das Wort »Wochenende«) und schon zieht sich's zu.

Zu 2.: Ich muss mit meiner Anfälligkeit umgehen lernen. Die Anfälligkeit gibt es wirklich, radikale Akzeptanz – ich habe es, die anderen nicht. So ist das eben – hoffe ich wenigstens für meine Töchter –, wenn ich zu wenig mache, bin ich deprimiert, wenn es zu viel wird, klappe ich zusammen – ich muss herausfinden, was mir bekommt und was nicht – und ich will die Teufelskreise aushebeln, die phobischen Reaktionen aufs Wochenendhaus – meine Freizeitplanung könnte anders aussehen, aber wie? Vielleicht sollten wir mal ein Wochenende nur zu zweit hinfahren – der Sex ist auch eine Baustelle – na gut, eins nach dem anderen.

Zu 3.: Klar, das Leben besteht aus mehr als Kopfschmerzen – will ich mehr Familie oder mehr Kunst oder einfach meine Ruhe – die Scheidung will ich nicht – mehr Zärtlichkeit miteinander wäre schön – die Kinder sollen gut groß werden – eigentlich hätte ich gern mehr Zugang zu Künstlerkreisen.

Das war schon einmal ein guter Anfang, da waren wir uns einig. Aber was jetzt? Die Antwort lautet wieder: einfach weitermachen.

Weisheit kann man nicht erzwingen. Wir wollen uns Zeit geben zu wachsen. Erinnerungen und Ideen werden sich einstellen und müssen ausgeleuchtet werden, ehe sie wieder verschwinden. Wer sich Notizen macht, der wird erkennen: Unser Erfahrungsschatz ist reichhaltiger, als wir oft meinen.

Das persönliche Buch der Weisheit hilft, wenn Sie genauer erforschen und festhalten möchten, was Ihnen sonst entgleitet. Manche Menschen schreiben längere Abschnitte, andere nur kurze Sätze. Beides ist in Ordnung, Hauptsache, es steht etwas auf dem Papier. Nur so stellen Sie sicher, dass die Früchte Ihres Nachdenkens nicht wie so vieles andere bald wieder in Vergessenheit geraten.

Sie brauchen ein paar Denkanstöße, um in Schwung zu kommen? Das geht jedem von uns so. Aber ich versichere Ihnen: Viele kleine Erkenntnisse bahnen den Weg für die großen.

Sie können Ihre speziellen Fragen mit ein paar Gedankenspielen einkreisen, die ich Ihnen hier beschreibe:

Denkanstöße zur Lebensbetrachtung

Wählen Sie aus, was Sie für sich persönlich reizvoll finden:

- ☐ Was genau ist der Stand der Dinge / ist passiert?
- ☐ Gab es das schon öfter in meinem Leben?
- ☐ Oder im Leben anderer?
- ☐ Wie erkläre ich mir den Zustand / den Vorfall?
- ☐ Wie hätte ich ihn als Kind betrachtet?
- ☐ Wie, wenn ich hundert wäre?
- ☐ Wenn ich der Hund wäre?
- ☐ Haben Partnerin / Partner einen Rat? Oder mein Vorgesetzter? Oder meine Freunde oder Verwandten?
- ☐ Was finde ich dazu in Büchern und Medien?
- ☐ Kann ich ein Experiment machen, um klüger zu werden?
- ☐ Welche Gefühle habe ich gerade?

- ☐ Welche Ressourcen in meinem Leben geben mir Halt?
- ☐ Was wünsche ich mir?
- ☐ Möchte ich etwas ganz Neues probieren?
- ☐ Wenn ich eine Blume oder ein Baum wäre, was wäre ich wohl? Was wäre das Schöne daran?
- ☐ Wenn ich einen Tag zurück in die Vergangenheit reisen könnte, welchen würde ich mir auswählen?
- ☐ Wenn ich ein Tier wäre, welches und warum?
- ☐ Welche Überschrift hätte ich gern für mein Leben?
- ☐ Wen will ich zum Vorbild nehmen?
- ☐ Was sagt mein Schutzengel?
- ☐ Wie sieht es das Weltall?
- ☐ Oder mein Traum?
- ☐ Was werde ich also als Nächstes tun?

Kapitel 12

Unerkannte Konflikte sind Zündstoff für Angst

»Mein Kind guckt so komisch. Hoffentlich steckt da nichts Ernstes dahinter?«

Frau L ist hübsch und jung, wirkt heute aber etwas abgekämpft. Kein Wunder, sie hat als berufstätige Mutter zweier kleiner Mädchen viel zu tun. Zur Behandlung kommt sie wegen Depressionen und Ängsten, die sich im Zuge quälender Unterleibskrämpfe eingestellt haben. Frau L hat bereits diverse Untersuchungen hinter sich und mit dem Schlimmsten gerechnet. Am Ende erhielt sie die Diagnose »Prämenstruelles Syndrom« – so werden hormonell bedingte Befindlichkeitsstörungen im Vorfeld der Periode bezeichnet. Dabei ging es Frau L doch nicht nur vor, sondern auch während und nach ihren »Tagen« schlecht! Dass die Frauenärztin ihr schließlich zu einer Psychotherapie riet, machte die Sache in ihren Augen nicht besser.

In den Sitzungen stellt sich bald heraus, dass sie, im Gegensatz zur zweiflerischen Frau K aus Kapitel 11, fest hinter ihrem Lebensentwurf steht. Dieser sieht aus unwiderlegbaren Gründen frühe Ehe und Mutterschaft vor, dazu Hausbau, Tätigkeit als Finanzbeamtin und für die nahe Zukunft zudem noch einen Sohn. Ihr Mann, im selben Beruf tätig wie sie, ist ganz mit ihr einig. Sie planen vorausschauend, die Kasse stimmt, die Kinderbetreuung ist redlich geteilt, weil es keine belastbaren Großeltern gibt – wieso jetzt also diese ominöse Krankheit?

Herr L lässt mir von seiner Frau übermitteln, dass er sich als Ursache einer angeblichen psychischen Störung nur gewisse Gene seitens der Schwiegermutter vorstellen könne, denn die Mutter von Frau L ist für ihre unberechenbaren Schwächezustände bekannt. Die Patientin verabscheut diese Idee. Auch sie erkennt, dass ihre Mutter seelisch das eine oder andere Problem haben dürfte, aber genau deshalb will sie ihr um keinen Preis nachschlagen. Trotzdem ist sie sofort bereit, sich das Etikett der »schlechten Anlagen« an die Stirn zu heften.

Im Grunde will Frau L lieber erb- oder tumorkrank sein, als sich einzugestehen, dass sie sich verkalkuliert hat: Ihr selbstgewähltes Pensum hätte nur eine wahre Rossnatur bewältigen können. Frau L ist durchaus leistungsstark, aber das rare Talent, nach einer nächtlichen Störung unverzüglich weiterzuschlafen, besitzt sie nicht.

Inzwischen sehen wir uns schon seit ein paar Wochen und der Unterleib macht weniger Beschwerden. Gemeinsam haben wir eine Menge verworrener Emotionen aus den Seelenecken gefegt und geordnet.

Doch an diesem Tag sitzt die Patientin angeschlagen vor mir und erzählt von ihrer kleinen Tochter: »Vivi hat die ganze Nacht gewimmert.«

Ich erwidere mitfühlend: »Ja, es gibt solche Phasen. Das ist anstrengend.«

»Wenn es nur ein verdorbener Magen wäre, würde ich nichts sagen. Aber sie hat so komisch geguckt – wissen Sie, ihre Pupillen.«

»Wie meinen Sie?«

»Die waren nicht richtig gleich groß, fand ich. Und sie hat den Kopf so schief gehalten – sind das nicht Anzeichen eines Hirntumors? Oder von einer Hirnhautentzündung!«

»Hatte sie Fieber?«

»Nein, aber unserem Thermometer trau ich nicht.«

Frau L hatte ihr Kind den Rest der Nacht viertelstündlich aufgesucht, um eventuelle Nackensteifigkeit und Temperatur rechtzeitig zu entdecken. Zum Glück passierte nicht mehr viel.

»Also wäre spätestens jetzt der richtige Moment, um Entwarnung zu geben«, sage ich.

»Ja. Aber wie soll man das vorher wissen?«

Manche Konflikte »brennen unbemerkt an«

Frau L befiel zur Nachtzeit die Angst, ihr Kind könnte an einem Hirntumor leiden. Dabei hatte die Kleine nur wie so oft im Dunkeln nach ihr gerufen.

Wie kam Frau L auf diese ausgefallene Idee, von der sie sich überdies stundenlang terrorisieren ließ? Eins ist sicher: Ihre Befürchtungen verraten eher etwas über ihren eigenen Kopf als über den ihres Kindes.

Betrachtet man die Geschehnisse nüchtern und von außen, wird klar, dass sich gewisse andere belastende Vorgänge in ihrer Seele in verwandelter Form, nämlich als Krankheitsangst, ausgetobt haben müssen. Frau L selbst empfindet ihre Gefühle zwar als überzogen, aber die eigentlichen Zusammenhänge sind für sie zunächst nicht ersichtlich. Liegen die wahren Ursachen innerer Spannung im Unbewussten verborgen, sollten Sie sich helfen lassen.

Wir wissen oft selbst nicht, was in unserer tiefsten Seele rumort. Gerade Leidenschaften, die einerseits drängend, andererseits problematisch sind, wissen sich der prüfenden Vernunft, die sie vielleicht rasch verwerfen würde, auf viele Arten zu entziehen.

Mit manchen Regungen tun wir uns leicht, mit anderen schwerer – und das geht allen Menschen so.

Das beginnt schon bei der zwar vergnüglichen, doch nicht salonfähigen Schadenfreude, die wir eher im Stillen genießen – wenn wir sie nicht sofort peinlich berührt wegschieben. Je dunkler ein Gefühl, umso schwerer ist es bei sich selbst zu ertragen.

Von der Trauer zum Beispiel wissen wir alle: Manchmal wollen wir uns einfach einem Kummer nicht mehr widmen, würden ihn am liebsten im Schrank einschließen, denn Trauer tut weh. Noch schlimmer wird es, wenn womöglich Scham und Reue hinzutreten, wie es zu Recht oder Unrecht oft geschieht. Dann kann man bald kaum mehr schlafen; auf Dauer ein unhaltbarer Zustand, dem unser Geist zu entkommen sucht.

Eine solche mentale »Flucht« ist allerdings nicht unbedingt ein bewusstes Unterfangen.

Vielmehr schalten sich unter starkem emotionalem Stress spannungsreiche Denk- und Wahrnehmungsprozesse selbsttätig ab, entweder um das System zu schonen oder weil einfach die Kraft fehlt. Wir bekommen dann weniger von uns und der Welt mit – das nennt man Abspaltung oder Dissoziation (»Geistesabwesenheit«). Bis zu einem gewissen Grad wirken diese Mechanismen entlastend. Mittelfristig aber können wir wichtige Vorgänge in uns und um uns herum verpassen oder verkennen und so auf Abwege – und auch in Ängste – geraten.

Dann sind da noch Aggressionen: Es gibt viele Menschen, denen die eigene Wut unheimlich ist. Wer weiß, was da aus dem Ruder laufen könnte. Und ist so viel Feindseligkeit nicht überhaupt unmoralisch? Gerade den Ärger frisst man gern in sich hinein, ohne ihn wirklich zu verdauen; stattdessen kommt er in den merkwürdigsten Verfremdungen wieder zum Vorschein.

Vielleicht entwickeln wir schmerzhafte Muskelverkrampfungen oder arbeiten unsere Erregung an einem mehr oder weniger passenden Stellvertreterthema ab: Die eine schrubbt wie verrückt die Böden, die andere beschäftigt sich mit existentiell bedrohlichen Sorgen wie einem Hirntumor.

Weitere verpönte Gefühle sind Neid, Ekel (wenn er kranken Menschen gilt, denen man eher beistehen müsste) und Frustration, denn irgendwie glaubt man, dass nur Verlierer frustriert sind. Zwar kennen wir all diese ungeliebten Gefühle nur zu gut, aber je heftiger sie uns befallen, umso mehr wühlen sie das Seelensystem auf.

Zählen wir noch einmal die genannten Gefühle auf, denen ich in meiner Praxis helfen muss, auf gesunde Weise zum Ausdruck zu kommen: Trauer, Scham, Reue, Aggression, Frustration, Neid, Ekel – und eben die Angst. Aber auch heftige Wünsche nach Ansehen, materiellen oder sexuellen Erfolgen führen manchmal zu inneren Konflikten. Und zu allem Überfluss können auch völlig entgegengesetzte Emotionen gleichzeitig in uns aktiv sein.

Wenn wir zum Beispiel plötzlich eine Abneigung gegen unsere geliebten Kinder oder Eltern empfinden, macht uns das Angst. Unsere Liebsten sollen in Sicherheit sein, auch vor uns selbst, aber die Wut ist da. Oder wenn wir uns erotisch angesprochen fühlen, obwohl wir in festen Händen sind und bleiben wollen – können wir uns das eingestehen? Und bis heute ist es leider oft noch so, dass Menschen, die homosexuelle Anziehung verspüren, obwohl sie vielleicht ganz andere Vorstellungen von der eigenen Zukunft haben, davor zurückscheuen, sich ihre Gefühle einzugestehen. Wohin dann mit dem inneren Druck?

Menschen produzieren heftige und oft genug widersprüchliche Emotionen. Wir können ein und dieselbe Person lieben und verachten. Wir vertreten die höchsten ethischen Grundsätze und vergehen trotzdem vor Eifersucht, weil die Kollegin den Kollegen bevorzugt. Wir sehnen uns nach Freiheit, während wir zugleich an der Familie und unserem mühsam errichteten Eigenheim hängen.

Solch ein Ringen mit uns selbst bezeichnen wir als Ambivalenz.

Was das mit Ihren Ängsten zu tun hat? Folgen Sie mir bitte noch ein paar Schritte weiter:

Jeder innere Kampf ist strapaziös. Er fordert uns und der Ausgang ist jedes Mal ungewiss. Schon das bereitet Unbehagen. Und natürlich hält nicht nur unsere Zwiespältigkeit uns davon ab, Triebe auszuleben. Es gibt Gesetze, Verpflichtungen, Gewohnheiten, die sich nicht einfach aushebeln lassen, selbst wenn wir die größte Lust dazu hätten. Könnten unsere Emotionen uns womöglich ins Unglück, ins Gefängnis führen? Bei diesen Gedanken bekommt man Angst vor dem eigenen Seelenleben.

Trauen Sie sich zu, mit Ihren Gefühlen fertig zu werden.

Manchmal wissen wir sehr wohl, was in uns vorgeht – und schauen weg. Oder wir nehmen unerwartete Regungen zwar deutlich wahr, wollen aber unbedingt unseren störenden aggressiven oder sexuellen Drang bezähmen. Das fällt schwer. Sogar wenn wir uns erfolgreich zurückhalten, sind wir von manchen unserer Wünsche und Nöte so sehr besessen, dass wir aus dem Grübeln und Fantasieren kaum herauskommen. Denn eins ist sicher: Zu große Strenge mit uns selbst wird den psychischen Druck nicht verringern, sondern vermehren – und damit eben besonders die konflikthaften Empfindungen. Auch willensstarke Menschen können ihre Gefühle nicht einfach zwingen, denn die stecken ja im selben Kopf und stehen deshalb dem Willen an Kraft nicht nach. Je unerbittlicher wir uns mental zu beherrschen versuchen, umso weniger erreichen wir. Unter dem Eindruck eines solchen Misserfolgs bei der Selbstregulation können aber am Ende all unsere wirbelnden Emotionen in eine einzige umschlagen: Die Angst.

Statt also dem eigenen Seelensystem den Krieg zu erklären und es am Ende unabsichtlich zu beschädigen, betrachten Sie die Lage doch einmal so: Unsere starken, paradoxen und manchmal aus längst vergangenen Lebenszeiten stammenden Gefühle bilden ein Labyrinth mit verschlungenen Pfaden, in dem wir uns einfach besser auskennen wollen. Ein paar Hinweisschilder und Lichtquellen sind nützlich. Daher erkläre ich hier einige typische innerseelische Konfliktlagen.

Wenn wir uns selbst ergründen möchten, dürfen wir nicht erwarten, dass uns immer gefällt, was wir entdecken. Nein, wahrscheinlich finden sich da auch unliebsame Regungen. Aber immerhin: es sind unsere Regungen. Wenn wir sie schon nicht alle ausleben können, wollen wir sie doch wenigstens mit Respekt behandeln und den inneren Widerstreit so gut es geht moderieren. Vor allem möchten wir verhindern, dass missachtete und gemiedene psychische Energien sich zuletzt in Form von Panik entladen und das Gehirn mit den klassischen Gedanken und Sichtweisen der Krankheitsangst besetzen.

Wie sieht es mit Ihren Grundbedürfnissen aus?

Viele Risse in der menschlichen Seele rühren daher, dass eines unserer Grundbedürfnisse nach zum Beispiel Anerkennung, Bindung oder Kontrolle in unseren frühen Tagen nicht ausreichend befriedigt wurde.

Frau D aus Kapitel 4, die so unablässig ihre Tochter überwachte, hatte eine Kindheit im dauernden Schrecken vor dem gewalttätigen Vater und mit einer süchtigen Mutter verbracht. Ihr blieben die Sicherheit und Geborgenheit versagt, die ein kindliches Gehirn braucht, um stabil heranzureifen.

Frau D stand als Erwachsene noch immer so unausgesetzt unter Strom wie während ihrer schwierigen Kindheit.

Auch Frau L wuchs mit einer labilen Mutter auf, die für ihr Kind nicht immer im nötigen Maß zur Verfügung stehen konnte. Die Patientin wollte es unbedingt besser machen und hatte sich deshalb hohe Ziele gesteckt.Aber wie gesagt: Leider ist nicht alles im Leben eine Frage des Willens, und gerade unsere größten Wünsche tragen uns manchmal die größten Frustrationen ein. So konnte Frau L anderen nicht ohne Weiteres die Versorgung zukommen lassen, die sie selbst vermissen musste, obwohl sie sich die größte Mühe gab.

Fehlte es uns an seelischer Nahrung, werden wir mit unseren Kraftressourcen später sorgfältig haushalten müssen, um nicht ins Defizit zu geraten.

Manchmal wirkt es tröstlich, wenn wir unseren Lieben etwas Gutes tun können, aber manchmal empfinden wir doch die Anstrengung und die Ungerechtigkeit des Schicksals, das uns so bedeutende Güter vorenthielt. Dann reagieren wir unterschwellig gereizt, besonders wenn unsere Wohltaten nicht gleich den erwünschten Effekt zeitigen.

Haben Sie sich das schon einmal bewusst gemacht? Wir können erbost und neidisch auf unser eigenes Kind sein – das wir zugleich von ganzem Herzen lieben. Wohin dann mit unserer Aggression? Elterliche Wut ist nicht ohne. Ungebändigt wird sie zur echten Gefahr für das Kind. Genau deshalb war ihr eigener Ärger Frau L aufs Höchste suspekt und durfte auf keinen Fall bewusst wahrgenommen werden – man sagt, er fiel der Verdrängung anheim. Allerdings ließ sich die innere Spannung so nicht ausreichend bändigen. Frau L spürte deutlich, dass da »etwas Bedrohliches« war, und verfiel ersatzweise auf die Vermutung »Hirntumor«. Die Angst, die ihr dieser Gedanke machte, verriet, wie sehr sie ihre Aggressionen fürchtete.

Angst fungiert daher manchmal auch als Selbstbestrafung, die uns das eigene strenge Gewissen auferlegt.

Alle Eltern haben phasenweise gemischte Gefühle gegenüber ihren Kindern. Spätestens als Mütter und Väter lernen wir Entsagungen kennen und sei es nur der geregelte Nachtschlaf, auf den wir verzichten müssen. In der Therapie arbeiteten wir an Frau L's Ängsten vor der eigenen Aggression, indem wir uns anhand vieler Erlebnisse klarmachten, wie sehr die Liebe und verlässliche Selbstkontrolle überwogen.

Gerade wenn wir als kleine Menschen manches vermissen mussten, benötigen wir später Achtsamkeit für die eigenen Bedürfnisse und Grenzen.

Wir dürfen und müssen für uns selber sorgen. Besonders als Erwachsene – denn wer sollte sich dann noch um uns kümmern, wenn nicht wir selbst? Wir können unseren zahlreichen Aufgaben im Leben nur nachkommen, wenn wir uns gesund erhalten.

Haben Sie Verluste erlitten?

Frau L hat in dieser Beziehung wenig zu klagen: Ihre Familie ist vollständig und bei guter Gesundheit – und als Beamtin kann sie nicht so leicht die Stelle oder das Einkommen verlieren. Anderen Menschen ergeht es da schlechter. Schon ehe das Alter kommt, in dem man damit rechnet, können Angehörige versterben, Krankheiten aus- und Geschäfte einbrechen.

Manche Verluste verdüstern unser Gemüt für Monate, wenn nicht Jahre. Wer einmal einen schweren Schlag erlitten hat, zittert vor dem nächsten. Das begünstigt die Angst vor Krankheiten, aber auch Gefühle wie Wut, Frustration und Verbitterung.

Sie kennen das vielleicht aus eigener Erfahrung oder von Bekannten: Wer das Lachen verlernt, wird häufig von den Mitmenschen gemieden, und das macht ja noch unglücklicher – wieder ein Teufelskreis.

Wer sich von einem existenziellen Verlust erholen will, muss gezielt etwas fürs Seelenwohl tun.

Ich empfehle Ihnen hier Selbstregulationstechniken, angemessene Schonung und gute Pläne für einen Neustart (lesen Sie mehr darüber in meinem Buch: »Den Boden unter den Füßen verlieren – wenn eine seelische Erschütterung schwer trifft und wie man bei Schockerfahrungen Heilung findet«).

Hadern Sie mit sich selbst?

Frau L, die unbewusst mit ihren, wie sie fand, gemeingefährlichen Aggressionen kämpfte, war schon aus diesem Grund nicht mit sich zufrieden. Auch sonst gelingt im Leben nicht alles nach Wunsch. Projekte scheitern, Bewerbungen werden abgelehnt, es gibt Geldprobleme und Arbeitslosigkeit – oder eine Pandemie. Niemandem bleibt die Erkenntnis erspart, dass da stets jemand klüger, schöner, reicher ist. Wer viel vergleicht, hat viel Anlass zur Selbstkritik.

Woher kommt der strapaziöse Ehrgeiz? Manche Menschen haben von klein auf gelernt, sich anzustrengen, weil ihnen wenig geschenkt wurde. Andere sind leistungsorientiert, weil sie in ihren prägenden Jahren Liebe und Anerkennung hauptsächlich als Belohnung für fleißige Arbeit erhalten haben. Wieder andere besitzen ein Talent, das zu seiner Entfaltung viel Mühe und Training verlangt.

Gerade Menschen, die es aus eigener Kraft weit gebracht haben, können manchmal einen Rückschlag schlecht wegstecken.

Sie wollen nichts von den Launen des Zufalls wissen und tun sich schwer, die Grenzen ihrer Macht zu akzeptieren. Stattdessen klagen sie die angeblich unzulänglichen Mitmenschen an – oder sich selbst: War man zu dumm oder schwach – oder am Ende gar krank? Bestimmt, sonst hätte man doch nicht verloren! Wichtig ist, dass Sie sich nicht entmutigen lassen. Wer hinfällt, sollte wieder aufstehen.

Sind Ihre Krankheitsängste im Zusammenhang mit einer persönlichen Niederlage entstanden, wäre es an der Zeit, einen Blick auf die eigenen vielfältigen Ressourcen zu werfen (wie in Kapitel 11). Sie sind der beste Rettungsanker für Ihre Seele. Und wie Sie wissen, ist morgen auch noch ein Tag. Nach einer guten Portion Schlaf, die Sie sich trotz allem Frust gönnen sollten, können Sie allein oder mit einem Therapeuten überlegen, wie Ihre weiteren Chancen stehen. Behalten Sie bei Ihren weiteren Zielsetzungen Ihre Gesundheit im Blick!

Chronische Überanstrengung kann für sich allein genommen Krankheitsängste begünstigen, die dann berechtigt sind!

Ambitionierte Menschen sollten hin und wieder überlegen, wofür sie sich so abstrampeln. Lohnt sich der Aufwand? Wir freuen uns natürlich, wenn jemand Klavier spielt wie Mozart, aber wie ging es Mozart selbst dabei? Er wurde nur fünfunddreißig Jahre alt. Wenn Sie mit sich unzufrieden sind, sind Sie nicht unbedingt krank, aber wahrscheinlich erschöpft.

Selbstbeschimpfungen helfen da nicht weiter, auch keine Vitaminkuren oder Sondertrainings. Machen Sie Pause, wenn Sie eine brauchen, danach haben Sie wieder gute Ideen. Lernen Sie den Zauber der Stille kennen, oder lassen Sie sich einfach etwas schenken: An milden Abenden singt die Amsel gratis vor fast jedem Haus.

Hadern Sie mit anderen?

Zuweilen kämpft man mit der eigenen Gesundheit, weil man in Wahrheit jemand anderem an die Kehle gehen möchte, dies sich aber aus vielen Gründen verbietet. Frau L war auf ihre Kinder manchmal wütend, sie wusste nur nicht, wie sie mit ihren Aggressionen umgehen sollte. Wir sahen uns deshalb verschiedene familiäre Konfliktsituationen gemeinsam an und stellten fest, dass sie erzieherisch eher zur Nachgiebigkeit als zur Strenge neigte – außer in den zehn Prozent der Fälle, wo ihr plötzlich der Kragen platzte und sie heftig loslegte. Solche Ausbrüche bestürzten sie anschließend selbst so sehr, dass sie ihre Töchter erst recht verwöhnte, was für diese verwirrend gewesen sein dürfte.

Gemeinsam mit mir übte sie sich darin wahrzunehmen, an welchen Stellen ihre Kinder gelegentlich eine Zurechtweisung benötigten und besprachen geeignete Worte und Maßnahmen. Frau L wunderte sich nämlich, dass ihre Mädchen trotz aller verwendeten Sorgfalt nicht immer artig waren.

Wir alle sollten uns klar sein darüber, dass die menschliche Aggression nicht abgestellt, sondern nur kanalisiert werden kann.

Am Ende betrachtete Frau L es sogar als Errungenschaft, dass ihre Töchter mit Streitsituationen viel unverkrampfter umgingen, als es die Patientin in ihrer eigenen Kindheit für sich gelernt hatte. Bald konnte sie über manchen familiären Konflikt einfach lachen. Und ein Lachen hilft – gegen Aggressionen und gegen die Angst.

Schlaucht Sie der Beruf?

Man verdient sein Geld nicht im Schlaf. Schon die Schule ist keine Kleinigkeit, wie wir bei Herrn F in Kapitel 6 gesehen haben. Genauso wenig ist es der Einstieg in den Beruf: Genau betrachtet braucht es Jahre, bis man fest im Sattel sitzt. Später dann, nach dem fünfzigsten Geburtstag, wird man müder und hat keine Lust mehr auf immer neue Kunststückchen. Lieber meldet man sich innerlich zwischendurch ab. Aber der Renteneintritt wurde gerade um zwei Jahre nach hinten verschoben, das ist wieder eine Erschwernis. Lauter Herausforderungen, für die wir Mut und Strategien benötigen, wenn wir nicht Angst um unsere Gesundheit oder wirklich ein Burnout bekommen wollen. Denken Sie daran:

Sie selbst sollten für die nötige Erleichterung sorgen.

Was wir brauchen, sind an manchen Stellen gezielte Entlastung, Erholungsphasen und ab und an auch ein neues Hobby. Das alles wird möglich, wenn Sie für sich herausarbeiten, welche emotionalen und praktischen Lasten Sie derzeit mit sich herumschleppen. Anschließend wird lösungsorientiert nachgedacht.

Der Weg zur Besserung

Es funktioniert gut, wenn man den Weg zur Besserung buchstäblich beschreibt: Nehmen Sie einen Stift zur Hand und genehmigen Sie sich eine ruhige Betrachtung der Lage. Schreiben Sie sich Ihre Probleme von der Seele, einfach als Stichwortsammlung von »Dauerregen« bis zu »Spülmaschine selbst ausgeräumt. Sauer.« Bestimmt kommt auch bei Ihnen einiges zusammen. Was Sie damit anfangen?

Entwickeln Sie Verständnis für Grenzen, dunkle Flecke, Widersprüche

Wir Menschen sind alle nicht perfekt. Lächeln Sie bei dieser Erkenntnis? Das ist gut und verhilft gleich zu realistischen Erwartungen. Bevor wir uns auf die Suche nach Lösungen begeben, machen wir uns vorsorglich bewusst:

Nicht alle Schwierigkeiten lassen sich beheben, nicht jeder Ausrutscher vermeiden.

Wir wissen ja, Vollständigkeit und Perfektion sind Ideale, die uns beflügeln, aber nicht bedrücken sollen. Tun Sie einfach, was Sie können – das ist bestimmt eine ganze Menge. Planen Sie genug Zeit ein, denn auf die Schnelle lässt sich selten viel erreichen. Es ist wie bei jeder Reise: Man kann schon froh sein, wenn man nicht mehr in die falsche Richtung rauscht, sondern die verborgene Abzweigung findet, in die das Navi uns seit dreißig Minuten verzweifelt lotsen will: Programmieren Sie Ihr inneres Navi (neu oder um) und steuern Sie auf die schönen Seiten des Lebens zu.

Bewältigungskompass: Wohin könnte die Reise gehen?

Wenn wir uns seelisch zu belastet oder eingeschränkt fühlen, brauchen wir Hilfe bei der Neuorientierung und vielleicht auch die fachliche Begleitung einer Psychotherapie. Auf uns allein gestellt haben wir manchmal Schwierigkeiten, neue Pfade zu sehen, geschweige denn, sie auch zu beschreiten. Aber oft macht schon der feste Entschluss zum Kurswechsel den Unterschied, und man begibt sich erfolgreich in Eigenregie auf die Reise. Dazu möchte ich Ihnen zur Routenplanung jetzt noch einen geistigen »Kompass« an die Hand geben, mit denen sich schwierige Hürden überwinden lassen:

Vier Strategien helfen in vielen verfahrenen Situationen:

- Akzeptanz
- Veränderung
- Achtsamkeit
- Toleranz

Die Frage ist nun, in welcher Richtung die gesuchte Lösung liegt. Stellen wir uns einen Kompass vor:

Bewältigungskompass: Wohin könnte die Reise gehen?

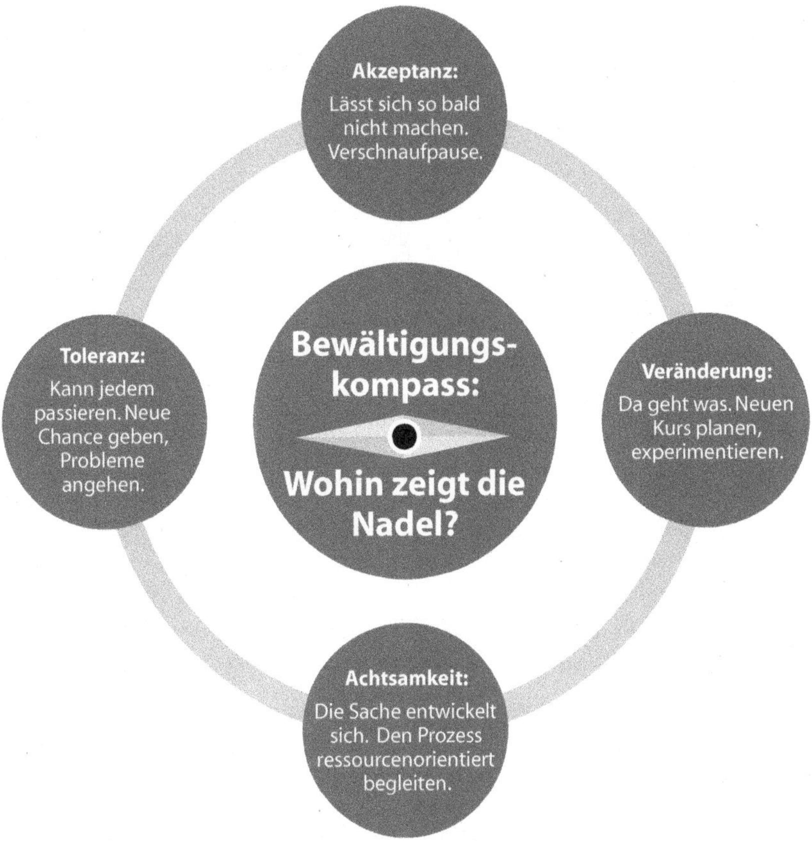
Akzeptanz:
Lässt sich so bald nicht machen. Verschnaufpause.
Toleranz:
Kann jedem passieren. Neue Chance geben, Probleme angehen.
Bewältigungs-kompass:
Wohin zeigt die Nadel?
Veränderung:
Da geht was. Neuen Kurs planen, experimentieren.
Achtsamkeit:
Die Sache entwickelt sich. Den Prozess ressourcenorientiert begleiten.

Frau L nahm ihre Ärgernisse erneut unter die Lupe, sortierte sie in die vier Richtungen und kam gleich auf gute Ideen:

Akzeptanz:
Dauerschnupfen der Kinder – im Kindergarten kursieren eben viele Erkältungen. Wird im Schulalter angeblich besser.

Unruhige Nacht – kommt vor, hat nichts Schlimmes zu bedeuten.

Die Küchenfliesen haben wir zu dunkel gewählt – auf den Faktor Gewöhnung setzen. Stärkere Leuchtmittel.

Veränderung:
Mutter jammerte eine halbe Stunde am Telefon, ließ sich aber nichts sagen – auf die Uhr schauen, nach zehn Minuten Telefonat freundlich, aber entschieden beenden, wenn sich keine Entwicklung abzeichnet.

Krach der Kinder – Erziehungsratgeber lesen, sinnvolle Regeln nach Anleitung vermitteln.

Reklamationen an einem Solarpanel noch nicht behoben – beim Verbraucherschutz informieren.

Tochter wurde nicht zum Geburtstag des Nachbarmädchens eingeladen – selbst zum Spielen bitten und schauen, ob die zwei überhaupt zusammenpassen. Wenn nicht, nach anderer netter Familie Ausschau halten.

Achtsamkeit:
Noch immer zu viele Bauchkrämpfe – Körperwahrnehmung üben, Bedürfnisse nach Ruhe, Zerstreuung, Liebe, so gut es geht befriedigen. Wertschätzen, dass der Bauch zwei wunderbare Kinder hervorgebracht hat und an vielen Stellen intuitiv richtig reagiert.

Mann unordentlich – seine guten Seiten wahrnehmen. Sehen, dass im Haus die Ordnung überwiegt.

Inkompetente Kollegin – ihre guten Seiten wahrnehmen. Gegenseitige kollegiale Unterstützung anstreben.

Toleranz:
Sommerurlaub fiel wegen überteuerter Solaranlage aus – nächstes Jahr klappt's bestimmt, wenn wir jetzt ein Urlaubssparkonto anlegen. Sich an der selbsterzeugten sauberen Energie freuen.

Dienstliche Beurteilung durch den Vorgesetzten hätte besser ausfallen müssen – ich bin zweifache junge Mutter, momentan nicht ganz gesund und trotzdem an fünf Tagen im Amt: verständlich, dass es nicht zur Top-Bewertung gelangt hat. Eigene Gesamtleistung anerkennen.

Topfkamelie wirft Knospen ab – das tun die empfindlichen Diven aus Fernost ja gerne. Noch eine Chance geben, dabei Kamelien-Bedürfnisse achtsam wahrnehmen und unkompliziertere Blühpflanze daneben stellen.

Der Bewältigungs-Kompass hilft bestimmt auch Ihnen, Ihre Kräfte klug zu investieren, wenig effektive Aktionen zurückzuschrauben und bei unausweichlichen Problemen nicht gleich aus der Defensive heraus zu agieren: Befreien Sie sich aus dem Korsett von Scham und Schuldgefühlen, und versuchen Sie, behutsam und freundlich mit sich selbst umzugehen.

Kapitel 13

Schluss mit schlechter Stimmung

»Der zieht uns alle runter.«

Frau E aus Kapitel 5 brachte ihren Mann zum Erstgespräch mit, weil sie sich nicht mehr vorstellen konnte, in irgendeiner Lebenslage ohne ihren gewohnten Helfer auszukommen. Ihr Verhalten verriet uns, dass sie infolge ihrer Ängste an Eigenständigkeit eingebüßt hatte und wieder mehr Selbstvertrauen benötigte. Aber obwohl Familienangehörige nicht dauerhaft die Funktion eines Hilf-Ichs übernehmen sollen, sind sie natürlich wichtige Bezugspersonen, die im Genesungsprozess der Betroffenen eine große Rolle spielen. Daher wird man im Verlauf der Therapie häufig auch ein Angehörigengespräch vorschlagen, sodass die Patienten beispielsweise einmal ihre Partner mitbringen. Solch ein Termin hat viele Vorteile: Besorgte Familienmitglieder können ihre Fragen und Beobachtungen loswerden, und wir Behandler erfahren meist auch etwas Neues. Manche Dinge werden vom Patienten zu subjektiv dargestellt oder ganz weggelassen. Außerdem geht es um den Zusammenhalt: Psychische Krankheit stellt alle Beteiligten auf eine harte Probe. Da ist es wichtig zu hören, dass man sich weiterhin liebhat, und dass realistische Aussichten auf Besserung bestehen.

Viele Angehörige sind sehr bemüht. Ich gestehe, dass ich ihnen oft nahelege, dass sie ihren Patienten nicht alles abnehmen.

Zu viel Hilfe birgt die Gefahr, dass der Entwicklungsanreiz zur Ausbildung der eigenen Resilienz und eines gesunden Selbstbewusstseins verloren geht.

Wer wird sich schon einem anstrengenden Angsttraining aussetzen, wenn man die Lieblingsschokolade einfach dadurch bekommen kann, dass man treuherzig bittet? Deshalb spricht man in der Psychiatrie manchmal auch von „»Hilfe durch Nicht-Hilfe«, denn es bleibt ja dabei: die psychische Gesundheit müssen die Patienten von sich aus anstreben – und den nötigen Einsatz im Rahmen ihrer Kräfte aus eigener Überzeugung erbringen.

Es gibt aber auch den umgekehrten Fall: Angehörige, die das Psychoproblem gründlich satthaben und aus ihrer zunehmenden Gereiztheit keinen Hehl machen. Dann verläuft solch ein gemeinsamer Termin stürmischer. Manchmal wird ordentlich geschimpft, trotz oder wegen Anwesenheit der Therapeutin, von der man sich im Stillen doch die rettenden Worte erhofft.

Herr M ist erst vier- oder fünfmal bei mir gewesen. Das Familiengespräch erfolgt also eher früh als spät, aber der Patient hat so viel und erbost von den Schwierigkeiten mit seiner Frau erzählt, dass ich das Gefühl bekam, wir sollten sie wirklich dazu holen.

Herr M hat einen Schlaganfall hinter sich, der neurologisch zunächst gut zu heilen schien. Ausfallsymptome überwand er bald. So kehrte er zügig zurück zu seiner Arbeit in der eigenen Autowerkstatt – und erlitt nach vier Monaten unerwartet einen epileptischen Krampfanfall als verspätete Komplikation.

Seitdem ist seine Stimmung im Keller: Erstens erwartet er ständig die nächste Attacke, obwohl er jetzt vorbeugende Medikamente nimmt. Zweitens hat man ihm vorerst das Autofahren untersagt, ausgerechnet ihm, dem Autonarren.

Jetzt sitzt er mit seiner Frau vor mir, und ich kann ihnen die Unzufriedenheit am Gesicht ablesen.

»Der zieht uns alle runter«, zischt Frau M. »Er rührt keine Hand. Wenn wir nicht den zweiten Meister hätten, könnten wir dichtmachen.«

»Aber Sie sind doch nicht krankgeschrieben«, wundere ich mich. Herr M hat eine Krankschreibung ausdrücklich abgelehnt, obwohl ich dachte, er könnte etwas Abstand gebrauchen.

Frau M fährt aufgebracht fort: »Wissen Sie, was der tut? Der steht im Büro und legt sich mit der Kundschaft an!«

»Was meint Ihre Frau denn?«, wende ich mich an Herrn M.

Der Patient knirscht mit den Zähnen: »Wenn ich das schon höre: ›Mein Auto macht ein Geräusch‹! Meiner Frau ihr Allerwertester macht auch ein Geräusch!«

Wer könnte es Frau M verdenken, dass sie nach so einer Attacke Rot sieht? Doch auch sie teilt aus: Ihr Mann habe zu nichts Lust, werde ständig ausfällig und gehe selbst bei jeder Kleinigkeit beleidigt zu Bett.

Vorsichtig schalte ich mich ein: »Gestatten Sie eine Rückfrage. Verstehe ich richtig: Vor dem Krampfanfall war Ihr Mann anders?«

»So wie jetzt war er nicht!«

»Dann müssen wir doch davon ausgehen, dass ihn der Kummer verändert hat, oder?«

Ich schaue meinen Patienten an, und ihm laufen bei meinen verständnisvollen Worten tatsächlich zwei Tränen übers Gesicht. Ja, er sei schrecklich elend, gesteht er uns, aber jetzt doch erleichtert, dass wir den Grund für sein abweisendes Benehmen angesprochen hätten.

Schau dich freundlich an!

Der korpulente Herr M litt im stressigen Geschäftsalltag unter Bluthochdruck. Vielleicht suchte ihn deshalb mit Mitte fünfzig ein Schlaganfall heim, vielleicht war es aber auch reiner Zufall. Herr M rauchte seit zwanzig Jahren nicht mehr und trank kaum, schließlich galt am Steuer »null Promille«. Den ersten Schlag steckte er mental leidlich weg. Er hatte sich im Leben stets durch die Arbeit aufrechtgehalten und kehrte bald in die Werkstatt zurück. Dann aber der Krampfanfall: Eines Freitagmittags, vor den Augen von Kollegen und Kunden, stürzte er zuckend und mit offenem Mund in ebenjenem Büro nieder, in dem er jetzt bei jeder Ansprache giftig reagiert.

Herr M fühlte sich fortan wie im bösen Traum. Er redete nicht von Suizid, das gehörte sich für seine Begriffe nicht, aber er konnte den mit dem Schwächeerlebnis verbundenen Verlust an Selbstachtung nur ertragen, indem er fortan allen bewies, dass sie »ebensolche Hampelmänner« waren wie er selbst.

Herr M brauchte zunächst Raum und Verständnis für seine Trauer – denn auch der Verlust der eigenen Gesundheit darf nun wirklich betrauert werden. Eine Therapeutin kann diesen Prozess oft besser mit ihrem Patienten durchstehen, als man es von den Angehörigen verlangen darf. Die haben eigenen Kummer, fürchten um den Ehemann, den Vater und obendrein ums Geschäft, das Einkommen, ihr gesamtes Dasein. Herr M konnte in den Stunden bei mir weinen, schimpfen, hadern – das alles musste erst einmal raus. Am tiefsten betrauerte er, auf Motorsport verzichten zu müssen. Also überlegten wir, wie sich die Lücke füllen ließe. Zur Überraschung aller erfüllte er sich einen Kindheitswunsch und erwarb einen Dackel. Ich bekam auf dem Smartphone Filme gezeigt, wie er sein Hündchen verzückt im Arm hielt und streichelte. Er war in völlig veränderter Stimmung.

Erfreut sagte ich: »Und genauso müssen Sie es jetzt mit sich selbst machen. Wenn Sie so zärtlich auf sich selbst blicken wie auf ihre neue kleine Freundin, können Sie sich wohl verzeihen, dass Sie das Pech hatten, krank zu werden.«

Herr M ist nicht gleich überzeugt, steckt dann aber das Handy weg und nimmt einen Stift. Ich schlage ihm eine Übung vor.

Übung: Was ich wirklich an mir mag

Schreiben Sie einmal ganz unbefangen auf, was Sie an sich selbst mögen. Notieren Sie alles, was Ihnen spontan in den Sinn kommt. Würdigen Sie dabei auch das scheinbar Selbstverständliche. Sie können mir glauben: Ich habe schon oft beobachtet, wie dabei plötzlich ein Lächeln über die Gesichter meiner Patienten glitt. Wir dürfen uns über uns selbst freuen.

Herr M schreibt nach einigem Stirnrunzeln:

- Habe das Geschäft allein aufgebaut.
- Zwei Vitrinen voll mit Pokalen und Preisen von Rallyes und Rennen
- Drei Kinder großgezogen
- Fünfunddreißig Jahre dieselbe Frau
- Allroundtalent als Handwerker

»Und körperlich?«, frage ich.
Gerade nach einer Krankheit sollte man sich mit dem eigenen Körper bewusst wieder aussöhnen.

Herr M überlegt eine Weile, dann notiert er:

- Kraft
- Fingerspitzengefühl
- Breite Schultern
- Gute Augen
- Gute Zähne

»Und als Mann, Vater, Freund, Chef?«, frage ich weiter. Er schreibt:

- Hilfsbereit
- Zuverlässig
- Fleißig
- Ehrlich
- Für einen Spaß zu haben

Ein wohlwollender Satz über uns selbst

Ein wohlwollender Blick kann Wunder wirken. So sind Beziehungen entstanden, und so können auch Sie wieder eine Beziehung zu sich aufbauen, wenn Sie mit sich hadern. Jeder von uns hat seine Schwächen, jeden erwischt die eine oder andere Krankheit. Und auch die Angst vor Veränderung steckt in vielen von uns.

Wollen wir uns nicht trotzdem gewogen bleiben? Ich möchte Sie dazu ermuntern, sich selbst etwas Gutes zu tun, und sei es, dass Sie sich ein Lächeln schenken. Wer sollte es sonst tun? Die anderen sind oft so sehr mit ihren eigenen Dingen beschäftigt, dass für uns wenig Aufmerksamkeit abfällt.

Gönnen wir uns also selbst ein kleines Lob – gerade in harten Zeiten.

Das tut gut und lässt sich leicht ausprobieren.

Übung: Ein Satz nur für mich

Überlegen Sie sich einen Satz, der mit dem Wort »Ich« beginnt und Ihr Wohlwollen für Sie persönlich zum Ausdruck bringt. Denken Sie ruhig einen Moment nach. Drücken Sie sich nicht ironisch und distanziert, sondern herzlich aus. Lassen Sie Ausdrücke wie »nicht, kein, aber« beiseite, und sprechen Sie in der Gegenwartsform.

Herr M begann mit:

»Ich bin kein schlechter Kerl.«

»Das klingt noch ziemlich verhalten. Geht es nicht freundlicher und klarer?«, hake ich nach.

Er zauderte kurz: »Ich bin ein anständiger Mann. Ich habe viel auf die Beine gestellt– wie wäre das?«

»Wie fühlt sich's an?«

»Nehmen wir.«

Wer Fehler machen darf, hat weniger Angst

Herr M war anfangs auch deshalb so unausstehlich, weil er insgeheim mit sich haderte: Ohne sein Übergewicht und wenn er die Blutdruckmedikation vor seinem Schlaganfall nicht jeden zweiten Tag vergessen hätte, wäre ihm das alles vielleicht nichts passiert.

Leider lässt sich die Zeit nicht zurückdrehen, und manchmal geht eben etwas schief. Üben Sie sich, wenn es um eigene Fehler geht, zunächst wieder in radikaler Akzeptanz.

Herr M sollte sich nicht verdammen, er litt bereits genug. Falls er tatsächlich Mitverantwortung für seine Erkrankung trug, war jetzt eine gute Fehlerkultur gefragt:

Eine gute Fehlerkultur umfasst die Fähigkeiten, mit Fehlern und Niederlagen konstruktiv umzugehen, das Beste aus der Situation zu machen und für die Zukunft dazuzulernen.

Betroffene sollten nicht so tun, als wäre nichts passiert, auch nicht anderen Leuten die Schuld geben, aber niemand sollte in Selbsthass verfallen. Stellen Sie sich lieber die folgenden drei Fragen:

1. Wer oder was kann jetzt helfen?
2. Was mache ich künftig anders?
3. Wozu könnte diese Erfahrung gut sein?

Das bedeutete für Herrn M:

1. Wer oder was kann jetzt helfen?

Neben Ärzten, Physiotherapeuten und Medikamenten nannte Herr M vor allem seine Familie und den Beruf. Er konnte sich in der Therapie eingestehen, dass er sich eigentlich sehr danach sehnte, in den Arm genommen zu werden. Warum dann nicht den Anfang machen, sich gemütlich zur Frau aufs Sofa setzen und überhaupt ein bisschen netter (zu ihr und anderen) sein? So wie zu seinem Dackelmädchen – das hätte er niemals angeschnauzt.

Was den Beruf betraf, ging es um den Mittelweg zwischen Sabotage und Übereifer. Herr M beschloss, mit seinem zweiten Meister zu reden, wie sie sich die Aufgaben am klügsten aufteilen könnten.

Und zum Thema Fahrerlaubnis konnte ein vorsorgliches Beratungsgespräch beim Fachanwalt nicht schaden – sowie die Vorbereitung auf eine eventuelle Medizinisch-Psychologische Untersuchung (MPU) zur Begutachtung der Fahreignung.

2. Was mache ich künftig anders?

Herr M beschloss seufzend, seine Medizin von nun an regelmäßig zu nehmen. Auch ließ er sich auf die von seiner Frau eingeleitete Ernährungsumstellung ein. Die früher häufigen Fünfzig-und-mehr-Stunden-Wochen sollten nicht mehr vorkommen. Herr M wollte besser auf sein Befinden achten und an schwächeren Tagen eine Stunde länger am Frühstückstisch sitzen oder zeitiger nach Hause gehen.

3. Wozu könnte diese Erfahrung gut sein?

Herr M konnte sich tatsächlich auch eingestehen, wie glücklich er war, noch am Leben zu sein. Auch deshalb war er bereit, sich einen gesünderen Lebensstil anzugewöhnen. Außerdem hatte er sich seinen Hundewunsch erfüllt. Schon der Vierbeiner hielt ihn vom Arbeiten ab.

Ein kleines Lächeln ist wie Balsam

Man kann Herrn M's schlechte Laune verstehen. Sein Schlaganfall hatte Ängste vor weiteren gesundheitlichen Einbußen wachgerufen, und zu Beginn der Therapie berichtete er von vielen düsteren Gedanken. Wir alle machen irgendwann Erfahrungen mit Krankheit und können dann in Schwarzseherei verfallen. Seien wir ehrlich: Ausgesprochen glänzend fühlen wir uns selten. Irgendein Schuh drückt immer, irgendwer war immer blöd zu uns, irgendwas ist immer kaputt. Das könnte uns die Stimmung verhageln. Aber wer auf den perfekten Tag wartet, der wird oft enttäuscht.

Wäre es nicht besser, an jedem halbwegs erträglichen Morgen allen Widrigkeiten zum Trotz froh und dankbar für unser Leben zu sein? Wenn es dieser Gedanke auf Anhieb noch nicht schafft, Sie zum Lächeln zu bringen, dann lernen Sie ihn ruhig näher kennen. Wir können das Gute in der Welt jederzeit mit unserem Lächeln vermehren.

Lächeln Sie sich und die Welt aus der weisen Erkenntnis heraus an, dass wir zwar schwach und fehlbar, aber dennoch in vieler Hinsicht bemüht und voll Liebe sind.

Schenken Sie: ein Lächeln für die Kinder, die noch so viel vor sich haben; ein Lächeln für die Alten, die so viel erlebt haben; ein Lächeln für unsere Freunde und Partner, mit denen wir durch Höhen und Tiefen schreiten.

Ein solches kleines Lächeln ist Ausdruck einer Menschenfreundlichkeit, die tiefer liegt, als unsere Alltagskonflikte reichen.

Spenden wir es uns und den anderen beim Eintreten, zu den Mahlzeiten, vorm Schlafengehen, zum Willkommen und Abschied. Manchmal hat man das Lächeln schon fast verlernt vor lauter Sorgen und Frust. Dann versuchen Sie es einfach von neuem, ruhig vor dem Spiegel. Lächeln Sie nicht spöttisch oder schief, sondern gütig und leicht. Lächeln Sie das Lächeln, von dem Sie spüren, dass die Welt es braucht. Lächeln Sie das Lächeln, das die Seelen heilen lässt.

Das Apfelbäumchen – starten Sie Ihr eigenes Projekt

Martin Luther soll gesagt haben: »Und wenn ich wüsste, dass morgen die Welt untergeht, ich würde heute noch ein Apfelbäumchen pflanzen.«

Für die Krankheitsangst heißt das: Und wenn ich auch wüsste, dass es mich morgen trifft, würde ich heute noch meine Pläne verfolgen. Denn täte ich das nicht, wäre ich ja nicht erst morgen krank, sondern schon heute. Dann bräuchte ich als Baby gar nicht erst das Krabbeln zu lernen, denn wo es enden wird, ist ja von Anfang an bekannt.

Bleiben wir also umtriebig. Der Mensch ist zur Tat geboren:

Jedes neue Projekt weist in die Zukunft und stärkt die Hoffnung, dass genau in diesem Augenblick für uns und andere etwas Gutes entsteht.

Wir wollen keine Heldentaten vollbringen, nur eine schöne Beschäftigung für Geist und Hände finden und unsere Zeit auf Erden genießen. Wie wäre es mit einem der folgenden Vorschläge für ein Projekt?

- Nistkasten bauen
- Schlagzeug lernen
- Stand-Up-Paddling
- Krimi schreiben
- Volkssternwarte
- Theatergruppe
- Alpinen Steingarten anlegen
- Kalligraphie
- Tangokurs
- Kostüm und Rede für den nächsten Karneval vorbereiten
- Ihre eigene Idee?

Kapitel 14

Und wenn es mich irgendwann wirklich erwischt?

»Es kann uns so schrecklich viel zustoßen!«

Wohl wahr: Seit Anbeginn der Schöpfung bis zur jüngsten Coronapandemie– stets waren wir Menschen großen Gefahren ausgesetzt, hausgemachten und schicksalhaften. Wenn wir das Hindernisrennen namens Leben gut meistern möchten, sollten wir uns vom Wissen um unsere eigene Verletzlichkeit nicht einschüchtern lassen.

Denn es wird für jeden von uns immer wieder Stolpersteine geben. Um uns zu behaupten, brauchen wir keine Herkuleskräfte, sondern nur ein angemessenes Reaktions- und Durchhaltevermögen.

Ich würde mich sehr freuen, wenn dies Buch Ihnen helfen konnte, quälende Krankheitsängste abzubauen, schwelende Konflikte zu verstehen und Ihre Energien konstruktiv und lösungsorientiert zu investieren. Je öfter wir erleben dürfen, dass uns etwas gelingt, dass wir die Fähigkeit besitzen, Prozesse zu starten und in die erwünschte Richtung zu lenken, umso größer wird unser Selbstvertrauen.

Wenn wir die kleinen Prüfungen des Daseins bestehen, wächst die berechtigte Hoffnung, dass wir auch an den großen nicht scheitern werden.

Zärtliche, zufriedene, begeisterte Momente sind eine Labsal für unsere Seele. In solchen Stunden keimt die Stärke auf, die uns in schwierigen Phasen hilft, über die Runden zu kommen.

Deshalb ist es so wichtig, dass wir die guten oder jedenfalls normalen Zeiten genießen und nicht etwa mit vorauseilenden Ängsten verschatten.

Lassen Sie uns, wie wir es in diesem Buch geübt haben, mit Freude auf die zahlreichen Errungenschaften blicken, die von unserer Bewältigungskraft zeugen. Sie wird uns in allen Lebensphasen nutzen, auch in der letzten. Denn wenn wir schon sterben müssen, dann nicht noch mit einer Panikattacke.

Welche Ressourcen helfen im Ernstfall?

Krankheiten gibt es, und eine gewisse Vorsorge gilt es zu treffen. Suchen Sie sich beizeiten eine hausärztliche Praxis, in der Sie sich gut aufgehoben fühlen und wo Sie die hin und wieder nötige Behandlung oder Beruhigung erhalten. Dort wird man Ihnen auch sagen, welche Symptome weitere fachärztliche Abklärung erfordern. Außerdem empfehlen sich regelmäßige Termine zur Früherkennung bei Frauenärztin oder Urologe und Zahnarzt.

Weiterhin benötigen wir gewisse Versicherungen; auch hier gilt es, angemessen vorzusorgen. Am besten lesen Sie noch einmal genau durch, wofür und wogegen Sie im Krankheitsfall versichert wären: Fühlen Sie sich durch den Versicherungsschutz ausreichend abgedeckt? Wenn Sie keine entsprechenden Informationen in Ihren Unterlagen finden, fordern Sie die ausführliche Leistungsbeschreibung noch einmal bei Ihrer Krankenkasse/Versicherung an. Das Internet, aber auch Versicherungsagenturen bieten Beratung, ob ergänzende Zusatzversicherungen sinnvoll wären. Erwägen Sie in einer ruhigen Stunde außerdem, ob Sie eine Berufsunfähigkeits- oder Unfallversicherung abschließen wollen. Das gilt besonders für Selbstständige ohne staatliche Rentenansprüche.

Altersvorsorge ist ein großes Thema, denn tatsächlich sterben die meisten von uns nicht verfrüht. Im Gegenteil, die Zahlen für das Jahr 2020 besagen, dass wir im Durchschnitt mindestens achtzig Jahre alt werden. Wir wollen zwar nicht als Geizkragen enden, denn manchmal brauchen wir einfach den Shopping-Kick oder Urlaub, aber die nachhaltig angstmindernde Wirkung eines ergiebigen Sparvertrags ist nicht zu unterschätzen. Und um wirklich alle bewährten Mittel zu nutzen, denken Sie rechtzeitig an ein Testament, eine Patientenverfügung und ergänzende Vollmachten. Da diese Dokumente großes juristisches Gewicht haben, kann fachliche Beratung im Vorfeld nützlich sein.

Ihr psychisches Kapital, zu dem dieses Buch beitragen wollte, hilft natürlich auch und gerade in den echten Krisen. Sie meistern Ihren Weg, wenn Sie ausreichend Selbstvertrauen erworben haben, mit Weitblick handeln, Ihren Realitätssinn pflegen, Ihre Ressourcen im Auge behalten und sich hin und wieder ein Lächeln gönnen – um nur einiges zu nennen, was Sie auf der Habenseite Ihres inneren Kontos verbuchen können. Unsere Lebenserfahrung schenkt uns Verständnis für eigene und fremde Nöte, denn wir wissen, dass längst nicht alles leicht und selbstverständlich ist.

Statt uns zu ängstigen, zu schämen, zu ärgern oder gar zu verfluchen, wollen wir lieber glauben, dass es lohnt, für sich und andere zu sorgen.

Wir sind Herdentiere, wir brauchen unsere Mitmenschen. Suchen Sie daher ruhig die Nähe Ihrer Freunde und Bekannten und pflegen Sie innige Kontakte zu Ihren Lieblingsmenschen.

Krankheit kann man sich nicht teilen wie Hausarbeit. Dennoch macht es eine Menge aus, ob man im Falle eines Falles mit seinen Beschwerden allein dasteht, oder ob es Menschen gibt, die Anteil nehmen und Unterstützung bieten. Wenn wir das Netz unserer Kontakte mit Nächstenliebe und Verlässlichkeit pflegen, haben wir alle Aussicht, dass es uns auch in schweren Zeiten trägt.

Es ist noch keiner vergessen worden

Noch einmal möchte ich Sie zu radikaler Akzeptanz auffordern: Eines Tages werden Sie und ich genauso abtreten wie die Abermillionen Menschen vor uns. Viele tröstet der Glaube an ein Leben nach dem Tod. Doch auch eine rein diesseitige Betrachtungsweise lässt Raum für Hoffnung. Obwohl wir sterben, werden nicht all unsere irdischen Spuren sogleich getilgt. Halten wir lieber das Gegenteil für möglich und sogar wahrscheinlich: Wenn sich die Erfindung des Rades aus der Bronzezeit bis heute erhalten hat, warum sollten nicht auch wir mit unserem Vorbild, einem guten Gedanken, inspirierenden Worten irgendwo im großen Herzen der Menschheit überdauern? Es stimmt, wir kennen die Namen nur weniger Vorfahren. Ihre Taten jedoch wirken über Generationen hinweg in uns nach – fragt sich nur, ob zum Guten oder zum Bösen. Jeder, der Hand anlegt, um Altlasten auszuräumen und gute Werke fortzuführen, hilft, den großen Weltwagen in die richtige Richtung zu lenken. Das Faktum unserer Endlichkeit kann ein Ansporn sein: Niemand weiß, wie lange wir hier sein dürfen, oder wer nach uns kommt. Da wollen wir lieber während unserer Frist alles so gut in Ordnung bringen wie möglich. Sind nicht auch wir froh und dankbar, dass zumindest einige unserer Ahnen uns wertvolle Schätze hinterlassen haben? Denn wie arm wären wir sonst?

Leben Sie, solange Luft zum Leben ist

Sie haben dieses Buch gelesen. Das heißt, Sie liegen nicht im Koma. Sie können zumindest geistig arbeiten, Betrachtungen anstellen, Neues durchdenken. Wahrscheinlich sind Sie auch körperlich nicht allzu sehr entkräftet. Nehmen Sie also wahr: Sie sind in vieler, vielleicht sogar in jeder Hinsicht gesund. Sie existieren, wie wunderbar, und haben Spielraum. Nicht für alle Ewigkeit, aber im Hier und Jetzt. Kümmern Sie sich um Ihre Talente und Träume, wer sollte es sonst tun? Viele Ängste und Sorgen beschäftigen uns, und warum? Weil wir immer fürchten, dass das Schicksal uns einen Strich durch die Rechnung machen könnte.

Dann bangen wir, dass uns womöglich versagt bleibt, was wir so dringend ersehnen; dass abgründige, lebensalte Bedürfnisse keine Befriedigung finden.

Niemand weiß, wie viel Zeit uns auf dieser Erde vergönnt ist. Aber eines ist sicher: Je mehr Einsicht und Engagement, umso höher die Chancen, dass unsere Pläne Gestalt annehmen. Also tragen wir unser Teil bei, denn was wir tun können, kann eben kein anderer tun. Es kommt auf jeden Einzelnen an. Ein klarer Blick, ein kleines Lächeln sind der Beginn von sehr viel Gutem unter uns Menschen. Machen wir mit.

Über die Autorin

Dr. med. Barbara Günther-Haug, geboren 1965, ist Ärztin und Psychotherapeutin. Sie arbeitet in ihrer Praxis tiefenpsychologisch fundiert und ist darüber hinaus Fachtherapeutin für spezielle Psychotraumatherapie (DeGPT) und EMDR (EMDRIA). Sie hat bereits fünf Romane veröffentlicht und betreibt den Blog Psychoticker mit Artikeln zur seelischen Gesundheit. Bei mvg ist 2020 ihr Ratgeber zum Thema Schock-Erfahrungen erschienen: ***Den Boden unter den Füßen verlieren.*** Sie lebt mit ihrer Familie im Taunus.